Seguridad del Paciente y Buenas Prácticas

COORDINADORES DE LA OBRA

PATRICIA REBOLLO GÓMEZ

CÉSAR MANSO PEREA

Fuden

UCLM
UNIVERSIDAD DE CASTILLA-LA MANCHA

NOTA

Las ciencias de la salud se encuentran en constante desarrollo. Conforme surjan nuevos conocimientos, se requerirá incorporar estos al proceso enfermero. Los editores y el (los) autor(es) se han esforzado para que los cuidados e indicaciones terapéuticas sean precisos y acordes con lo establecido en la fecha de publicación. Sin embargo, ante los posibles errores humanos, cambios y desarrollo de los cuidados de salud, ni los editores ni cualquier otra persona que haya participado en la preparación de la obra garantizan que la información obtenida en ella sea precisa o completa; tampoco son responsables de errores u omisiones, ni de los resultados que con dicha información se obtengan. Los editores no pueden garantizar la exactitud de toda la información contenida en este libro referida a la aplicación de técnicas, procedimientos o medicamentos. En cada caso individual el lector deberá verificar esta información mediante la consulta de la literatura pertinente.

Título de la obra: *Seguridad del Paciente y Buenas Prácticas*

Editado por Enfo Ediciones para FUDEN (Fundación para el Desarrollo de la Enfermería), entidad distinguida con el Sello de Excelencia Europea, acreditado por el Club Gestión de Calidad.

Calle Veneras, 9 1ª planta – 28013 Madrid
www.fuden.es

Primera edición: Marzo 2018

Coordinadores editoriales: Patricia Rebollo Gómez, César Manso Perea
Responsables de Revisión Científico-Editorial: Amelia Amezcua Sánchez e Irene Villalba Mata
Responsable de Maquetación: Pilar Iglesias Piñeiro
Diseño de Cubierta: Carmen Castillo Delgado
Ilustraciones: Sara Rodríguez Rus

ISBN 13 del libro: 978-84-17034-14-6
Depósito legal: M-10691-2018

Impreso en España -Printed in Spain
Impresión: SSAG, S.L.
c/ Lenguas, 14 -3ª planta
28021 Madrid -917973709

AGRADECIMIENTOS

En primer lugar, quería agradecer a FUDEN su apuesta por la formación en seguridad del paciente, en especial, a Amelia Amezcua, que ha sido mi guía para que esta obra pudiera salir adelante. Gracias por la oportunidad y por la confianza depositada en mi durante todo este tiempo.

A los autores, por aceptar este reto y acompañarme durante todo el proyecto. Sin vosotros nada de esto habría sido posible.

A aquellos que me iniciaron en el camino de la seguridad y que cambiaron mi forma de pensar que no son otros que todos y cada uno de los integrantes del grupo de seguridad de pacientes de la UCI del Hospital de Fuenlabrada. Gracias por tantas enseñanzas que espero haber plasmado en este libro.

A mi marido y mis padres que me inculcan cada día el esfuerzo y la constancia para conseguir mis sueños, os prometo que no dejaré de soñar por muchos obstáculos que encuentre en el camino.

A mis compañeros de la UCI del Hospital de Torrejón, a los que en estos años se han convertido en amigos, a mis chicas zero y a todos aquellos que notifican, que comparten sus errores y que nos hacen aprender de ellos. El camino ha sido muy difícil, pero ha sido un placer ir de vuestra mano. A ti, Mª Cruz, mi mentora en seguridad y un gran referente en este campo no tengo palabras para agradecerte todo lo que me has enseñado, solo espero estar a la altura.

Y por último gracias a los pacientes, ésos que confían en nosotros y que hacen que todo esto merezca la pena.

Patricia Rebollo Gómez
COORDINADORA EDITORIAL

PRÓLOGO

El concepto de **"Hospital Magnético"** llegó a mí como una revelación. *¿Un hospital que consigue atraer tanto a pacientes como a profesionales por sus buenos resultados en salud y sus entornos laborales positivos? ¿Se había demostrado una relación directa entre ambas variables?* Es algo que siempre hemos intuido y que, incluso, parece de sentido común: el clima laboral influye en el desempeño de los trabajadores y se traslada a la calidad del servicio o al producto que se genera. Esto es muy obvio en los talleres y fábricas, en los procesos industriales, pero no lo es tanto en el caso de la salud, los hospitales y los procesos de cuidados. El concepto de los hospitales magnéticos despertó en mí el interés por los temas de gestión, calidad y seguridad. Son cuestiones que siempre había abordado desde la obligación, bien como estudiante o para prepararme una oposición. Probablemente, no les encontraba esa dimensión de utilidad y aplicabilidad que muchas enfermeras solemos necesitar para que nos llamen la atención.

En 1999, Linda Aiken describió el modelo del hospital magnético en EE.UU. En España tuvimos que esperar a 2008, cuando el Ministerio de Sanidad publicó los "Estándares de calidad de cuidados para la seguridad del paciente en los hospitales del SNS", estableciendo una correlación de los criterios con los atributos de los hospitales magnéticos que lograban la retención y satisfacción de profesionales de enfermería y mejores resultados en los pacientes. Fue entonces cuando yo, al igual que otros muchos profesionales, profesionales, conocimos estos criterios:

1. Apoyo a la dirección de enfermería y supervisión.
2. Práctica de enfermería de forma autónoma.
3. Relación enfermera-médico positiva.
4. Medidas de apoyo a la formación.
5. Percepción de plantilla adecuada.
6. Trabajar con otros profesionales de enfermería clínicamente competentes.
7. Control de la práctica clínica de enfermería autónoma.
8. Cultura que valora la preocupación por el paciente.

Esta publicación del Ministerio recogía los resultados de los estudios nacionales sobre eventos adversos que se habían desarrollado tanto en Atención Primaria como Especializada, los famosos ENEAS y APEAS. Su principal conclusión era que entre el 50 y el 70% de los eventos adversos son evitables, proponiendo una estrategia para abordar esta situación. En ella, **el profesional clave y fundamental es**

la enfermera. Algunas referencias textuales que reflejan este protagonismo enfermero son:

- "(...) los profesionales de Enfermería dados los tipos de Eventos Adversos evitables, desempeñan un papel central en los resultados de salud que se obtienen de la asistencia sanitaria".
- "(...) Una **provisión adecuada de personal de enfermería y un apoyo organizacional** a los enfermeros/as son clave para mejorar la calidad del cuidado del paciente".
- "(...) **Contar con los profesionales mejor formados**, produce mejores resultados en pacientes, incluido menor riesgo ajustado de muerte".

La lectura de estas premisas fundamentales y la evidencia existente sobre la importancia de la formación y los ratios respecto a los resultados en salud de las personas, también resultó reveladora para mí. Una vez asimilado esto, te planteas: *¿Y ahora qué? ¿Cómo pasamos a la acción? Ya sé lo que soy capaz de hacer y conozco mi potencial. ¿Cómo lo hago? Y, sobre todo, ¿qué puedo realmente hacer?* La "Estrategia de Seguridad del Paciente del Sistema Nacional de Salud 2015-2020", del MSSSI, marcó varias líneas estratégicas fundamentales: cultura de seguridad, factores humanos y formación, prácticas seguras, gestión del riesgo y sistemas de notificación y aprendizaje de los incidentes, participación de los pacientes y ciudadanos, investigación en seguridad del paciente y participación internacional. Así, programas como "Bacteriemia 0" y "Neumonía 0" se han implantado en muchos hospitales y han logrado evitar miles de muertes, además de ahorrar muchos millones de euros al sistema.

Pero, más allá de estos programas, las preguntas son: *¿Qué sabemos y podemos hacer los profesionales de enfermería? ¿Estamos implicados en estos procesos de seguridad desde un enfoque preventivo y no punitivo? ¿Sabemos dónde y cómo notificarlos? ¿Lo hacemos? ¿Asumimos que los eventos adversos NO son sucesos anecdóticos o despistes, sino un problema de salud pública por su magnitud, trascendencia y prevención? ¿Sabríamos prevenirlos y evitarlos? ¿Conocemos que el paciente es la primera víctima cuando ocurre un evento adverso, pero que los profesionales somos las segundas?*

Si todos estos interrogantes te inquietan y, además, desconoces la respuesta adecuada, este es, sin duda, un libro que puede ayudarte y que pretende acompañar a los profesionales en su proceso de aprendizaje y reflexión. Es cierto que han pasado diez años desde la publicación de los "Estándares de calidad de cuidados para la seguridad del paciente en los hospitales del SNS" que situaba al profesional de enfermería en el centro del sistema. En este tiempo, parece que hemos avanzado poco. Pero no es menos cierto que la crisis económica ha desviado la atención de los resultados en salud a los presupuestos económicos y de las estrategias preventivas a los recortes paliativos. En este sentido, pacientes y profesionales hemos sido las víctimas. Sin embargo, todo hace pensar en un nuevo horizonte, donde muchos de estos procesos de mejora latentes pueden emerger e irrumpir.

Debemos estar preparadas para asumir este protagonismo en el que todas las miradas, científicas, sociales y políticas, señalan a las enfermeras: nuestra intervención es fundamental como promotoras de seguridad del paciente y garantes de la accesibilidad y de la prestación de cuidados de calidad. Eso sí, esto será posible siempre que, además de que sepamos hacerlo y estemos formadas y capacitadas para ello, podamos hacerlo. Es decir, participemos en los órganos de toma de decisión y estemos presentes en número suficiente.

La falta de sensibilidad respecto a las políticas de dotación de personal es uno de los grandes problemas de nuestro sistema. No en vano, el propio informe del MSSSI sobre el "Análisis de la cultura de seguridad del paciente en el ámbito hospitalario del Sistema Nacional de Salud Español" concluye que el ritmo de trabajo de muchos hospitales puede afectar a la seguridad del paciente. Reconoce entre las principales debilidades del sistema, la dotación de personal, el trabajo en equipo, la percepción de seguridad y el apoyo de la gerencia.

No obstante, pese a estas debilidades y a la falta de protagonismo enfermero en el sistema, no somos un país con indicadores nefastos. *¿Por qué no ocurren más eventos adversos en un entorno con tantas susceptibilidades?* Si "errar es humano", como nos recordó el Instituto de Medicina de los EE.UU. en 1999, donde alertaba sobre el gran número de muertes evitables debido a errores médicos, *¿seremos los profesionales españoles "divinos"?...* Yo planteo otra hipótesis que creo más certera. **Somos profesionales muy buenos en entornos muy malos**. Así que tendremos que aprender a mejorar los entornos, prevenir los riesgos, gestionarlos, y para ello, y para sensibilizarnos y despertar el interés por estas cuestiones, se ha escrito este libro.

Amelia Amezcua Sánchez
DIRECTORA EJECUTIVA DE **FUDEN**

PRESENTACIÓN DE LA OBRA

El desarrollo científico y tecnológico de los últimos años ha aumentado la complejidad de la práctica clínica y la atención sanitaria, transformando los entornos asistenciales y convirtiéndolos en espacios más peligrosos para los pacientes. En este contexto, la calidad y la eficiencia de la atención sanitaria exigen un compromiso institucional y político que dirija los esfuerzos al propósito central de "no hacer daño", tal y como marca la Alianza Mundial para la Seguridad del Paciente, en cuyas estrategias la enfermería tiene un papel fundamental. Al respecto, esta obra aborda todas las dimensiones de la calidad de los cuidados enfermeros, en especial la seguridad del paciente.

Observará el lector que, a diferencia de otras publicaciones, en todos los capítulos la bibliografía está referenciada según la "Norma UNE-ISO 690:2013, Información y documentación. Directrices para la redacción de referencias bibliográficas y de citas de recursos de información". Además, se van incluyendo numerosos ejemplos prácticos, para una mejor comprensión de algunos conceptos más complejos y aplicación de casos prácticos.

Los contenidos están distribuidos en cuatro bloques. El primero, introduce al lector en los conceptos clave de la seguridad del paciente, abordando su situación en los ámbitos nacional e internacional. El objetivo central del trabajo de todos los profesionales de enfermería debe ser proporcionar unos cuidados de calidad. Por esta razón, aborda los conocimientos necesarios vinculados con la gestión de calidad, la evaluación y la acreditación.

El segundo bloque profundiza en la gestión del riesgo. Es una parte fundamental de esta disciplina, porque permite identificar las áreas de riesgo y analizar las incidencias que hayan ocurrido previamente. Además, hace especial hincapié en las herramientas principales para el análisis de riesgos, incluyendo ejemplos prácticos que el profesional se puede encontrar en la práctica asistencial, con los procesos necesarios para identificarlos, analizarlos y evitar que vuelvan a ocurrir.

El tercer bloque desarrolla las estrategias impulsadas por organismos internacionales que han unido sus esfuerzos para promover campañas vinculadas con la seguridad del paciente como la higiene de manos, la identificación inequívoca de pacientes o el *check-list* quirúrgico. En todas estas cuestiones, la enfermería tiene un papel fundamental como motor en su implementación y buen desarrollo.

Por último, es muy importante que cada enfermera conozca cómo puede intervenir e implicarse en la seguridad del paciente. Por este motivo, se exponen diferentes prácticas seguras relacionadas con diversos ámbitos de la asistencia, como el traspaso de información, el riesgo de caídas, el medicamento seguro o la transfusión segura. Todas ellas podemos llevarlas a cabo en nuestro día a día e introducirlas en todos los entornos, de ahí la importancia de su difusión.

En definitiva, la cultura de seguridad y la implicación de todos son fundamentales para lograr una atención más segura de los pacientes. Por este motivo, la formación y la capacitación de los profesionales de enfermería es nuestro principal activo para impulsar el cambio en este sentido, pues es un aspecto que nos atañe a todos. Con esta obra, queremos proporcionarte las herramientas necesarias para que te sumes al reto colectivo de lograrlo.

El libro está en tus manos, ¡Únete al reto!

Patricia Rebollo Gomez
COORDINADORA EDITORIAL DE LA OBRA

COORDINADORES-AUTORES

Patricia Rebollo Gómez
Enfermera de UCI Hospital Universitario de Torrejón. Máster en Seguridad de pacientes y Gestión de Riesgos.

César Manso Perea
Doctor en Ciencias de la Documentación, Licenciado en Documentación y Máster en Gestión de la Documentación, Bibliotecas y Archivos.

AUTORES

David González Bravo
Supervisor Hospital de Día Oncohematológico y Radioterapia. Hospital Universitario de Fuenlabrada. Máster Universitario en Dirección y Gestión de Enfermería de la Universidad Europea de Madrid.

Jose Julián Ortega Martínez
Supervisor de Área de Proyectos y Apoyo en la Gestión. Hospital Universitario de Fuenlabrada. Máster Universitario en Dirección y Gestión de Enfermería de la Universidad Europea de Madrid.

Mª Jesús Luengo Alarcia
Supervisora UCI Hospital Universitario de Fuenlabrada. Máster de Calidad y Seguridad de Pacientes de la Universidad Miguel Hernández.

Sara Somolinos Horcajuelo
Enfermera de UCI Hospital Universitario de Torrejón. Responsable de Enfermería Resistencia Zero del Hospital Universitario de Torrejón.

Susana Arias Rivera
Enfermera de Investigación. Hospital Universitario de Getafe. Curso de Gestión de Riesgos y Mejora de Seguridad del Paciente de la Agencia de Calidad del Sistema Nacional de Salud del Ministerio de Política Social.

ÍNDICE

BLOQUE 1

Introducción a la Seguridad del Paciente

BLOQUE 2

Gestión del riesgo

Capítulo 3

BLOQUE 3

Estrategias en Seguridad del Paciente

Capítulo 4

Capítulo 5

GLOSARIO DE TÉRMINOS

AAS: acontecimientos adversos.

ACR: Análisis Causa- Raíz.

AMFE: Análisis Modal de Fallos y sus Efectos.

APEAS: Estudio Nacional sobre los Eventos Adversos ligados a la Atención Primaria.

AVD: Actividades de la Vida Diaria.

BOE: Boletín Oficial del Estado.

BZ: Bacteriemia Zero.

CID: Coagulación Intravascular Diseminada.

CMA: Cirugía Mayor Ambulatoria.

CMBD: Conjunto Mínimo Básico de Datos.

DAFO: Debilidades, Amenazas, Fortalezas y Oportunidades.

dl: decilitro.

EA: evento adverso.

EFQM: Fundación Europea para la Gestión de la Calidad, en inglés, European Foundation for Quality Management.

ENEAS: Estudio Nacional sobre los Eventos Adversos ligados a la hospitalización.

EUNetPaS: European Union Network for Patient Safety.

FAD: Fundación Avedis Donabedian.

g: gramo.

GT: Grupo de trabajo.

h: hora.

Hb: Hemoglobina.

HFLR: Hospital de Fuenlabrada.

IC: intervalo de confianza.

ICPS: International Classification for Patient Safety.

Ig: Inmunoglobulina.

INGESA: Instituto Nacional de Gestión Sanitaria.

IRAS: Infecciones Relacionadas con la Asistencia Sanitaria.

ISO: International Organitation for Standardization.

JCAHO: Joint Commision on Accreditation of Healthcare organization.

JCI: Joint Commission International.

MSSSI: Ministerio de Sanidad, Servicios Sociales e Igualdad.

NANDA: North American Nursing Diagnosis Association.

NCCMERP: National Coordinating Council for Medication Error Reporting and Prevention.

NCCA: National Clinical Assessment Authority.

NHC: Número de Historia Clínica.

NICE: National Institute for Health and Clinical Excellence.

NIC: Nursing Interventions Classification.

NOC: Nursing Outcomes Classification.

NPC: National Prescribing Centre.

NPR o IPR: Número de Prioridad de Riesgo o Índice de Prioridad de Riesgo.

NPSA: National Patient Safety Agency.

nª: Número.

ml: mililitros.

OMS: Organización Mundial de la Salud.

PaSQ: Red de la Unión Europea para la Seguridad de Pacientes.

PDA: ayudante digital personal.

PDCA: Plan Do Check Act.

QFD: Quality Function Deployment.

RFI: Radio Frecuencia Identificator.

SBAR: Situation, Background, Assessement, Recomendation.

SEFH: Sociedad Española de Farmacia Hospitalaria.

SHA: Solución Hidroalcohólica.

SMI: Servicio de Medicina Interna.

SNS: Sistema Nacional de Salud.

SP: Seguridad de Pacientes.

TI: Traspaso de Información.

UCI: Unidad de Cuidados Intensivos.

μm: micra.

UPP: úlceras por presión.

VA: Department of Veterans Affairs.

VIH: Virus de Inmunodeficiencia Humana.

°C: Grado centígrado.

Bloque 1

Introducción a la Seguridad del Paciente

Capítulo 1

INTRODUCCIÓN A LA SEGURIDAD DE PACIENTES

Capítulo 2

ORGANIZACIÓN DEL SISTEMA SANITARIO

CAPÍTULO 1

INTRODUCCIÓN A LA SEGURIDAD DE PACIENTES

Autora

María Jesús Luego Alarcia

ÍNDICE

1. INTRODUCCIÓN A LA SEGURIDAD DE PACIENTES

"Hay algunos pacientes a los que no podemos ayudar, *pero no hay ninguno al que no podamos dañar". Arthur Bloomfield (1888-1962), Profesor y Jefe del Departamento de Medicina Interna, Universidad de Stanford de 1926 a 1954.*

La Seguridad de Pacientes (SP) es un componente esencial de la calidad asistencial. Proporcionar al paciente una atención exenta de daños innecesarios es nuestra labor como profesionales comprometidos con la calidad asistencial. Sin embargo, toda atención sanitaria lleva inherente el riesgo de aparición de eventos adversos (EA) que pueden ocasionar en los enfermos lesiones, discapacidades e, incluso, la muerte. A finales de los años 90, el Instituto de Medicina de los EEUU, publica el informe "Errar es Humano", en el que se estimaba que los errores médicos ocasionaban entre 44.000 y 98.000 muertes anuales. Esto tuvo un gran impacto social, y fue cuando los sistemas sanitarios y los responsables políticos trabajaron de manera conjunta en desarrollar estrategias encaminadas a mejorar la seguridad de pacientes y la prevención de eventos adversos relacionados con la atención sanitaria.

Se entiende por Seguridad de Pacientes "la ausencia, para un paciente, de daño innecesario o daño potencial asociado con la atención sanitaria". Esta seguridad de pacientes incluye no solo la prevención y mitigación de los actos inseguros dentro de los sistemas de salud, sino también el uso de las mejores prácticas conocidas que conduzcan a la evolución óptima del paciente.

FIGURA 1

Dimensiones de la Seguridad de Pacientes

Fuente: elaboración propia.

Seguridad de Pacientes = Prevención y mitigación de los actos inseguros en los sistemas de salud + Uso de las mejores prácticas que conduzcan a la evolución óptima del paciente

El concepto de atención sin riesgos, no existe, la atención que prestamos está en un "continuo riesgo-seguridad" que exige una estrategia a varios niveles para inclinar la balanza al lado de la seguridad:

- A nivel institucional, implica que el marco en el que se desarrolla la atención debe estar diseñado y organizado para reducir los riesgos para los pacientes atendidos, y las mejores condiciones a los profesionales que en ellos trabajan.
- A nivel profesional, se aplica con todos los procedimientos y herramientas de mejora para evitar y proteger a los pacientes de los riesgos sanitarios. Supone un diseño cuidadoso y una mejora continua de los procesos de atención a la salud dirigidos a reducir la probabilidad de que ocurran errores de medicación, infecciones nosocomiales u otro tipo de lesiones y a aumentar la probabilidad de detectarlos cuando ocurren.
- A nivel político y social, debe ser una cuestión que se encuentre en la agenda de múltiples organizaciones, nacionales e internacionales.

FIGURA 2

Niveles de las Estrategias de Seguridad de Pacientes

Fuente: elaboración propia.

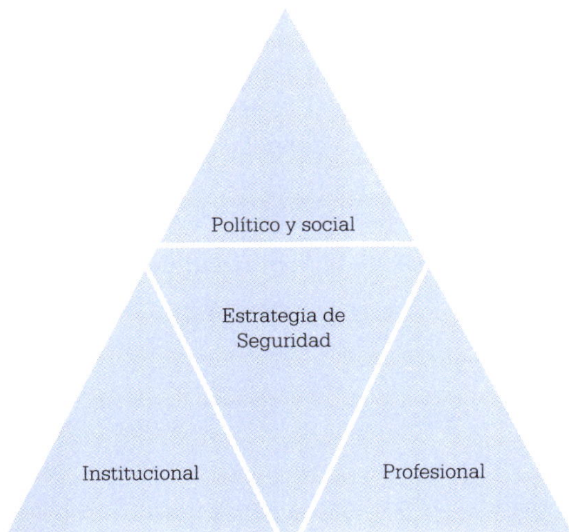

Las estrategias para impulsar la seguridad de pacientes, necesariamente influyen en los cuidados que prestan los profesionales de enfermería. El eje central de todo profesional de enfermería debe ser el proporcionar unos cuidados de calidad. Esto supone el cumplir con las dimensiones de la calidad enunciadas por Avedis Donabedian, por una parte las de índole científico-técnica (oportunidad, seguridad, continuidad, accesibilidad y pertinencia) y de otro la adecuada relación interpersonal y el uso racional de los servicios de salud.

El cuidado incluye muchos hábitos de la práctica diaria que constituyen parte de la cultura de seguridad de la organización y éstos, deben estar acordes a la evidencia científica. Pensar en los cuidados de enfermería proporcionados, examinarlos y reevaluarlos debe ser parte de nuestra práctica diaria, es decir; la mejora continua no es más, que ir creciendo en cultura de seguridad en los cuidados como puede desprenderse del siguiente ejemplo.

Hasta hace muy poco, los pacientes eran identificados por la cama que ocupaban, era frecuente escuchar el paciente de la habitación 32. Sin embargo la preocupación por los errores en la identificación de los pacientes ha hecho reflexionar acerca de cómo poder mejorarla. En la mayor parte de los centros, se han diseñado sistemas para identificar a los pacientes con una pulsera identificativa que le acompaña en todo el proceso. De esta manera los profesionales cada vez que proporcionan un cuidado pueden de una manera sencilla, verificar su identidad, lo que minimiza sin duda los errores de identificación de pacientes.

Parece un aspecto obvio, y sin embargo, formaba parte de la cultura de la organización que está ahora en predisposición de cambiar. Analicemos un poco cómo se ha llegado a esto: primero se detectó la necesidad de mejorar este aspecto, probablemente por una combinación de eventos adversos acontecidos (actitud reactiva) y de una necesidad de mejorarlo y evitar eventos adversos (actitud proactiva). Lo siguiente fue conocer cómo se estaba haciendo en el momento actual, es decir, la práctica o hábito en la identificación de pacientes. Este paso nos lleva a hacer una búsqueda de sistemas de identificación que pudieran ser útiles y la posterior elección del más adecuado a nuestra organización y su implantación. Quizás la parte más importante es la monitorización de la puesta en marcha del sistema de identificación para ver si ha supuesto un cambio de hábito en la manera de trabajar o no, con más garantías desde el punto de vista de la seguridad del paciente.

FIGURA 3

Niveles de las Estrategias de Seguridad de Pacientes

Fuente: elaboración propia.

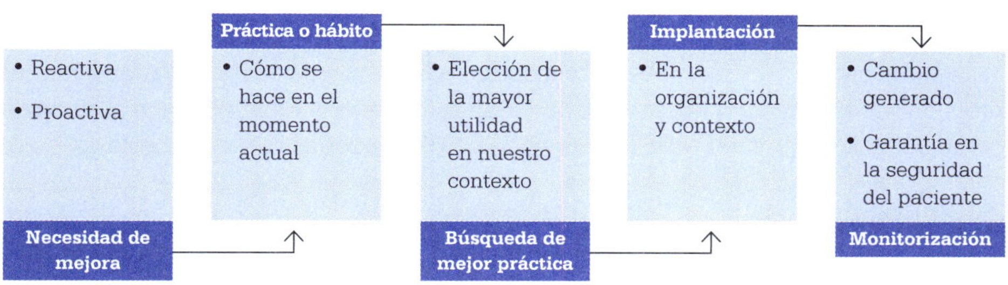

2. SEGURIDAD DE PACIENTES EN EL SISTEMA SANITARIO ESPAÑOL

En los últimos tiempos, los avances en la tecnología en el ámbito de la medicina, así como la complejidad de los procesos, la fragmentación de la asistencia y la intervención de muchos profesionales, ha supuesto un beneficio para la atención del paciente y al mismo tiempo un riesgo potencial de aparición de eventos adversos. Desde el punto de vista de los profesionales, los avances en la tecnología, hace que se tenga disponible mucha y compleja información lo que hace de la toma de decisiones un momento crítico. Por otro lado el paciente es vulnerable y requiere cuidados especializados, procedimientos diagnósticos y terapéuticos intervencionistas, a veces en condiciones de presión asistencial donde el tiempo y la urgencia hacen que la exposición al riesgo en estos pacientes sea muy alta. Además, el entorno del hospital es un ambiente hostil, el estrés, la comunicación a veces "ineficaz" entre los miembros del equipo o entre los diferentes especialistas que intervienen en la atención del paciente, hacen del ámbito de atención un entorno vulnerable a la aparición de eventos adversos.

Era necesario, en este contexto, dimensionar el problema de los eventos adversos en el ámbito de los Hospitales y en Atención Primaria en nuestro país y para ello se desarrollaron diferentes estudios.

2.1. ENEAS, ESTUDIO NACIONAL SOBRE LOS EVENTOS ADVERSOS LIGADOS A LA HOSPITALIZACIÓN

En el año 2005 y gracias al apoyo y financiación de la Agencia de Calidad del Sistema Nacional de Salud, se llevó a cabo el **Estudio Nacional sobre los Eventos Adversos ligados a la hospitalización (ENEAS)** dirigido a hacer una aproximación de la incidencia de acontecimientos adversos (AAs) en los hospitales del conjunto del país. El estudio ENEAS, resultó ser el primer estudio realizado en nuestro país que puso de manifiesto cuál era la situación real de nuestro sistema sanitario, no diferente a la de otros países de nuestro entorno, pero que fue clave para tomar conciencia del problema de la seguridad de pacientes y de la gestión de riesgos.

2.1.1. Metodología

Es un estudio de cohortes retrospectivo, en el que participaron una muestra representativa tanto del número de hospitales, 24 de toda España, como al número de pacientes, que incluye 1063. Se revisaron 5624 historias clínicas (Tabla 1).

2.1.2. Resultados

Los resultados obtenidos fueron la identificación de 655 EA, lo que supone una **tasa de incidencia** de 1.4 EA por 100 días de estancia-paciente. La incidencia de EA relacionados con la asistencia sanitaria era de 9,3% (525/5624); IC95%: 8,6%-10,1% y la relacionada directamente con la asistencia hospitalaria de 8,4% (473/5624); IC95%: 7,7%-9,1%. En cuanto a la **etiología** de los EA los de mayor prevalencia son los relacionados especialmente con el uso de fármacos (37,4%), la infección nosocomial (25,3%) y la realización de procedimientos (25%). Además, el estudio analizó también la **repercusión** que han tenido éstos **en términos de salud de los pacientes**: se consideró que el 45% había tenido una mínima repercusión sobre la salud del paciente y el 55% entre moderada y grave, relacionándose con la causa de la muerte en el 4,4%. Otro dato interesante que demostró fue la repercusión que tienen los EAs en la **estancia**: en un 31,4% se incrementó la estancia una media de 6,1 días con lo que esto suponía, más técnicas y procedimientos, es decir un sufrimiento evitable para el paciente.

En cuanto a la evitabilidad de los eventos adversos, se consideró que el 42,8% lo eran. Esto plasmaba una debilidad del sistema que era preciso abordar (Tabla 2).

2.2. APEAS, ESTUDIO NACIONAL SOBRE LOS EVENTOS ADVERSOS LIGADOS A LA ATENCIÓN PRIMARIA

Aunque pudiera parecer que en el ámbito de la Atención Primaria, no se producen eventos adversos, no es del todo cierto. Era necesario dimensionar el problema en Atención Primaria y así se hizo con el estudio APEAS. Durante el estudio asistieron a una consulta de Atención Primaria 96047 pacientes. 452 profesionales identificaron 2059 alertas que correspondía a 1932 consultas. El 63,5% de las consultas registradas fueron atendidas por médicos de familia, el 26,5% por diplomados de enfermería y el 10% por pediatras.

2.2.1. Resultados

La **prevalencia** de sucesos adversos fue de 18,63‰ (Intervalo de Confianza, IC95%: 17,78 19,49). La prevalencia de incidentes fue de 7,45‰ (IC95%: 6,91 - 8,00) y la de EA de un 11,18‰ (IC95%: 10,52 - 11,85). La prevalencia de pacientes con algún EA fue de 10,11‰ (IC95%: 9,48 - 10,74). Un 6,7% de los pacientes acumuló más de un EA. En cuanto a la **repercusión en términos de salud**, el 54,7% (n=606) se consideraron EA leves, el 38,0% (n=421) moderados y el 7,3% (n=81) graves. En cuanto a los **factores causales** del EA el 48,2% estaban relacionados con la medicación, el 25,7% con los cuidados, el 24,6% con la comunicación, el 13,1% con el diagnóstico, el 8,9% con la gestión y en un 14,4% existían otras causas. Al considerar las consecuencias (efecto) de los EA, constatamos que el 47,8% de los EA (530) estaban relacionados con la medicación, las infecciones asociadas a los cuidados de cualquier tipo representaron el 8,4% (93) del total de los EA, el 10,6% (118) se asociaron a algún procedimiento, y el 6,5% (72) con los cuidados. **Se consideraron EA completamente inevitables el 6,7%, poco evitables el 23,1%, y claramente**

evitables el 70,2% de los casos. En el 23,6% de los casos la consecuencia del EA no afectó a la asistencia sanitaria, en un 33,1% requirió un nivel más elevado de observación y monitorización, en un 7,5%.

TABLA 1

Resultados

Fuente: elaboración propia.

Total	655 EA identificados
Incidencia	• 9.3% relacionado con la asistencia sanitaria. • 8.4% relacionado con la asistencia hospitalaria.
Etiología	• Fármacos: 37.4% • Infección nosocomial: 25.3% • Procedimientos: 25%
Repercusión	• 45% mínima. • 55% entre moderada y grave. • 4.4% relacionado con causa de muerte.
Evitabilidad	• 42.8%

TABLA 2

APEAS. Resultados

Fuente: elaboración propia.

Total	2059 alertas que correspondían a 1932 consultadas
Repercusión	• 54.7% leves. • 38% moderados. • 7.3% graves.
Etiología	• Fármacos: 48.2% • Cuidados: 25.7% • Comunicación: 24.6% • Diagnóstico: 13.1% • Gestión: 8.9% • Otras: 14.4%
Evitabilidad	• Inevitables: 6.7% • Poco evitables: 23.1% • Evitables: 70.2%

2.3. CONCLUSIONES

Estos dos estudios ENEAS y APEAS constituyen un hito en lo que a seguridad de pacientes se refiere. Ponen de manifiesto la dimensión de un problema que hasta el momento formaba parte de algo que no dependía de los profesionales mejorar, algo que iba de la mano del paciente al incorporarse al sistema.

Existe por tanto, evidencia suficiente para justificar la implementación de programas centrados en mejorar la seguridad de pacientes, en impulsar la gestión de riesgos, que minimice la ocurrencia de los eventos adversos o por lo menos, mitiguen los efectos sobre el paciente y que hagan al profesional partícipe y parte activa del problema y de la solución.

Y desde el punto de vista de la enfermería, ¿suponían estos estudios la necesidad de un cambio en la cultura de seguridad de los profesionales? Sin duda alguna, con estos estudios se mostró que el personal de enfermería, como protagonistas del cuidado del paciente, teníamos y tenemos que reflexionar sobre nuestros cuidados ya que se habían identificado:

- Relacionado con los cuidados en APEAS un 25,7 % de los EA.
- Relacionado con la medicación, siendo la administración de medicamentos una intervención clave de nuestros cuidados, aparecían un 48,2% de EA en el APEAS, y un 37,4% de EA en ENEAS.
- Relacionado con las infecciones nosocomiales, en el ENEAS un 25,3% de EA.
- Relacionados con los procedimientos, 25% de EA en el ENEAS.

Siendo todos ellos aspectos claves de nuestra práctica diaria que nos debían llevar a la reflexión necesariamente. De ahí el protagonismo del personal de enfermería como profesional clave en impulsar el cambio hacia una atención más segura.

3. CULTURA DE SEGURIDAD

"La seguridad del paciente no es un destino, es un viaje". Leape

Esta frase de Leape, refleja claramente quizás el aspecto más importante de la cultura de seguridad, la de que es un proceso continuo de cambio en el que no solo interviene el campo del conocimiento sino también las actitudes, los valores y comportamientos; en definitiva, aspectos inherentes a las personas. Por tanto, el trabajo que hagamos para mejorar la seguridad de pacientes va ir en beneficio de ir creando una cultura de seguridad a favor de evitar los riesgos innecesarios.

Para mejorar la seguridad de pacientes, un pilar esencial es la cultura de seguridad de los profesionales que llevan a cabo la asistencia sanitaria. **Los profesio-**

nales son el principal activo y sobre los que hay que actuar para impulsar el cambio en pro de la seguridad de pacientes.

Entendiendo cultura como el conjunto de actitudes y comportamientos, conocimientos y grado de desarrollo que nos caracterizan como grupo, la **cultura de seguridad** es el conjunto de estos atributos dirigidos a conseguir una asistencia sanitaria libre de riesgos y de daño innecesario para los pacientes. Dicho de una manera más sencilla, es el modo en que se hacen las cosas en una determinada unidad en relación con la seguridad de sus pacientes. La cultura de seguridad de una organización es el producto de los valores individuales y de grupo, de las actitudes, de las competencias y de los patrones de comportamiento que determinan la responsabilidad, el estilo y la competencia de la gestión sanitaria y de seguridad de una organización.

Las organizaciones con una cultura de seguridad efectiva comparten la responsabilidad de tener la seguridad como una prioridad máxima, que difunde a toda la organización, es decir como algo trasversal a toda la organización. Los **componentes** más importantes de esta cultura serían:

- Reconocimiento de que las actividades de una organización sanitaria son de alto riesgo y con una naturaleza propensa al error: reconocer la complejidad de los procesos que se manejan en la atención del paciente y reconocer que los humanos cometen errores.
- Ambiente no punitivo: donde los individuos puedan notificar errores sin miedo a ser perseguidos.
- Expectativa de colaboración entre estamentos para solucionar los puntos vulnerables: considerar que la seguridad de pacientes es cosa de todos.
- Buena voluntad por parte de la organización para dirigir los recursos hacia los problemas de seguridad: aprobar propuestas de mejora y ponerlas en marcha.

Y, ¿Cuál es la cultura de seguridad de nuestra organización? Para dar respuesta a este interrogante, vamos a reflexionar a través de los discursos y las presunciones culturales que subyacen en los mismos, a través de las diferentes frases (Tabla 3).

Esta es nuestra cultura de seguridad; una cultura punitiva, centrada en la persona y en la NO búsqueda de las causas que favorecen los eventos adversos y ni de las soluciones. Esta cultura necesita un cambio y los profesionales somos los protagonistas de gestionar este cambio. Ya el Instituto de Medicina Americano, en su informe "Errar es humano" decía que *"El reto mayor para lograr un sistema sanitario seguro era cambiar la cultura de culpabilización, por otra en la que los errores no sean considerados fallos personales, sino oportunidades para mejorar el sistema y evitar el daño"*.

TABLA 3

Análisis de la cultura de seguridad a través del discurso

Fuente: elaboración propia.

Situación	Discurso	Presunción cultural	Respuesta
Cirugía errónea, en un miembro sano o no afectado	*"Aquello fue mala suerte. Nunca volverá a pasar"*	Los eventos adversos pasan por casualidad	No hace falta cambiar nada; culpa individual del profesional
Administración de nutrición enteral por vía parenteral	*"Aquí nunca se ha dado ese problema"*	No asumir los problemas como propios	No hace falta cambiar nada; culpa individual del profesional
Administración de hemoderivado a paciente con grupo incompatible	*"Los buenos profesionales nunca se equivocan"*	El error es inherente a la condición humana	No hace falta cambiar nada; culpa individual del profesional
Administración de dosis farmacológica inadecuada a un niño	*"El doctor x nunca se equivoca, es un gran profesional; ya me extraña. No le entendería bien su letra"*	No asumir la culpa, trasladarla a otro	No hace falta cambiar nada; culpa individual del profesional

Los **elementos claves de este cambio** son los siguientes:

- Debemos cambiar la cultura que considera la seguridad como propiedad accesoria → a otra que considere la seguridad como componente esencial.
- De una conducta reactiva "a posteriori", una vez que han ocurrido las cosas → frente a otra proactiva "a priori", que actúe antes de que pasen los EA.
- Del autoritarismo → al trabajo en equipo y a la estandarización de la práctica clínica.
- Del secreto, el silencio y la tendencia a ocultar los errores → a la comunicación abierta y transparente de los problemas de seguridad.
- De la atención centrada en el profesional → a la atención orientada al paciente.
- De una cultura focalizada en el profesional que se equivoca → a una cultura centrada en la búsqueda de los fallos en el sistema.
- De una cultura que busca culpables → a otra que busca las causas y los por qué para poder mejorar y evitar que vuelva a ocurrir.
- De hacer todo lo posible → a todo lo adecuado según la evidencia disponible.
- De estar de meros espectadores → a tomar parte activa de ella.

3.1. EL CICLO DE LA SEGURIDAD DE PACIENTES

Y ¿Cuál es la hoja de ruta para mejorar la Seguridad de los Pacientes? Hay dos ámbitos de actuación bien diferenciados: uno que actúa sobre las **personas** y otro que actúa sobre **sistema** con ayuda de las herramientas de gestión de riesgos. El eje para mejorar y lograr el cambio de cultura de seguridad está en las personas; mientras que la gestión de riesgos son instrumentos que facilitarán el cambio, pero SIEMPRE, sobre la base de las personas. El objetivo es que los profesionales acepten el problema como suyo y se impliquen e intervengan en su solución.

FIGURA 4

Ciclo de la seguridad de pacientes

Fuente: elaboración propia.

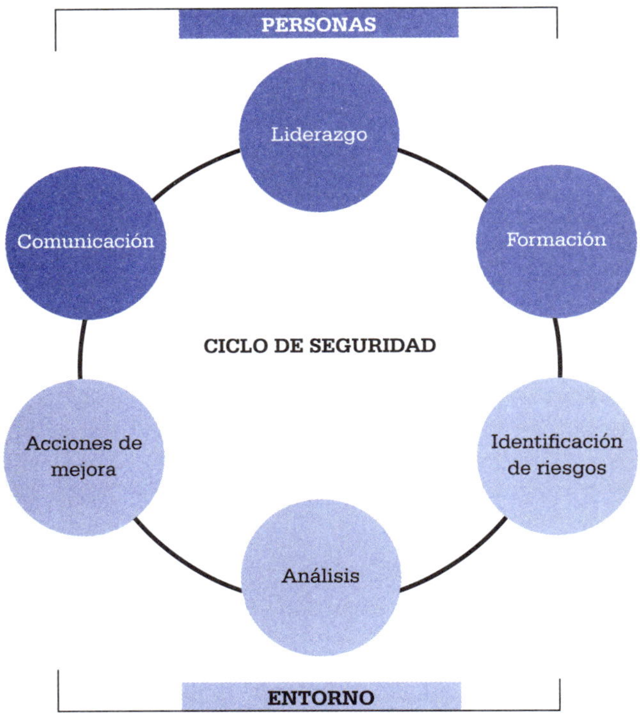

Por ello los tres pilares básicos que facilitarán este cambio son: la formación, el liderazgo y una adecuada comunicación. Sólo implicando a los profesionales en la puesta en marcha de las mejoras y reconociendo su trabajo, lograremos avanzar en cultura de seguridad. El motor para avanzar en cultura de seguridad está en cada uno de nosotros. Los programas destinados a implantar la seguridad de pacientes en servicios u hospitales, deben centrarse en las personas y en la sencillez de sus herramientas para que calen entre los profesionales sanitarios que serán los verdaderos protagonistas de la gestión del cambio en la cultura de seguridad de nuestro sistema sanitario. El cambio de esta cultura de seguridad es un proceso largo en el tiempo, pero es el momento de empezar.

A continuación señalamos cada uno de los elementos del ciclo de la seguridad de pacientes.

3.1.1. Liderazgo

Al hablar del liderazgo no solo estamos hablando de un liderazgo institucional sino también de un liderazgo informal sobre el terreno; aquel que trabaja con el paciente es el que mejor conoce los problemas y su solución. Ese liderazgo, por tanto, debe ser compartido. El éxito depende de la capacidad de los líderes de convencer y transmitir la importancia del programa de seguridad al resto de profesionales para lograr su participación. Es importante trabajar con los equipos que identifican problemas de seguridad, que los analicen y se propongan áreas de mejora. La motivación a seguir trabajando redunda en el reconocimiento del esfuerzo realizado para incorporar nuevas líneas de trabajo que mejoren la seguridad. Se considera que nuestro principal activo son los profesionales que están en la primera línea de actuación, trabajar su liderazgo y motivación es un componente esencial a estimular.

El liderazgo debe ser inherente a los responsables de las unidades que deben guiar, desde su responsabilidad colectiva, la actividad asistencial hacia la mejor práctica clínica según la evidencia. Esto a veces es difícil de traducirlo a la actividad diaria, los Jefes de Servicio y Supervisoras, deben ser los primeros comprometidos en la seguridad del paciente con el ejemplo. Hay herramientas que trabajan el liderazgo de la Gerencia: las rondas de seguridad *"Walkrounds"*. El objetivo de esta herramienta es acercar a la Gerencia los problemas de seguridad concretos de las unidades y lograr de este su implicación en las acciones de mejora. Además, un efecto nada desdeñable, es la mejora de las expectativas de los profesionales con respecto a la implicación de la Gerencia en materia de seguridad de pacientes.

3.1.2. Formación

La formación en seguridad de pacientes debe ser un pilar central y estratégico que contribuye de manera sustancial en mejorar la cultura de seguridad de los profesionales. Debemos ser estrictos en la formación, pues es una necesidad sentida y es la base para gestionar el cambio de cultura. Cuanto más conocemos la teoría de la seguridad de pacientes, más la traducimos en aspectos tangibles de nuestra práctica diaria.

3.1.3. Comunicación

La comunicación es el motor principal del ciclo de la seguridad, ya que está presente en cada uno de los componentes del ciclo. Para lograr la participación de todos los profesionales es necesario involucrarles, que conozcan el problema y que participen en discutir las soluciones. Crear un ambiente de confianza en el que se hable de los eventos adversos que ocurren, de las propuestas de mejora para que no vuelva a pasar, es decir de la mejora continua, es fundamental.

3.1.4. Identificación de errores. Sistemas de notificación

El primer paso es tomar conciencia de los problemas de seguridad y tener una herramienta para notificarlo. De este feed-back, y del tratamiento de lo notificado dependerá el que los profesionales se sientan motivados a comunicar los errores.

Sin embargo, la notificación lleva inherente un trabajo en dos vertientes: de una parte, desterrar el modelo de error centrado en la persona y punitivo para dar paso al modelo centrado en el sistema, y de otra, parte el hacer ver a nuestros compañeros que el notificar es efectivo, es decir, sirve para mejorar. Esto a veces es difícil, pues el análisis de lo notificado pasa por recopilar la información del evento adverso, a través de entrevistas con los que intervinieron.

La cautela y la insistencia en la no culpabilidad y la búsqueda de los factores contribuyentes, es imprescindible para mitigar los efectos de los eventos adversos sobre las segundas víctimas, que son los profesionales. Además, es necesario informar al equipo de lo que se analiza y de las medidas a emprender, sólo así no haremos caer en el desánimo y la desesperanza de los profesionales a seguir notificando.

Sin embargo, la falta de cultura, la no normalización de hablar de los eventos adversos de manera abierta, el miedo, el olvido, pueden ser causas de esta infranotificación. Es posible que haya que buscar otras herramientas que nos informen de los problemas de seguridad: las reclamaciones, la historia clínica, los briefings, los cambios de turno etc. Todos ellos nos harán ver la realidad en toda su dimensión. Quizás hay que buscar alternativas complementarias, sin dejar de trabajar en la notificación de los eventos adversos, hasta alcanzar la madurez suficiente como para tener un sistema de notificación productivo.

3.1.5. Gestión de Riesgos

Es importante hacer una reflexión acerca de los riesgos que identificamos en nuestro entorno y si podemos incluir herramientas que nos ayuden a evitarlos o a detectarlos más precozmente. Por ejemplo, los listados de verificación o el cambio de rutinas no seguras, son mecanismos para detectar riesgos potenciales.

4. MODELOS DE ERROR HUMANO

El error siempre va a ir ligado al factor humano. Conocer la naturaleza del error, cómo se producen, el mecanismo de los mismos así como sus consecuencias, nos ayudarán a entender mejor como se producen los eventos adversos.

El error es definido como el fallo de las acciones planificadas para conseguir un fin deseado. También se puede definir como un acto de equivocación por comisión u omisión en la práctica de los profesionales sanitarios que puede contribuir a que ocurra un suceso adverso. Así:

- El error de comisión puede ser ocasionado, bien por un fracaso al realizar una acción correctamente planificada, bien por un plan incorrecto para conseguir un objetivo pertinente.
- Los errores de omisión son más difíciles de reconocer que los errores de comisión pero probablemente representan un problema de mayor magnitud.

Asumir que el ser humano es falible, es lo primero a tener en cuenta. Los despistes, los olvidos y los errores en sentido estricto y los incumplimientos de normativa, son los errores más frecuentes según el mecanismo psicológico involucrado.

Los **despistes** son distracciones o fallos de la atención (*slips*) y los **olvidos son** fallos asociados a la memoria (*lapsus).* Estos despistes y olvidos son sencillos de evitar con el diseño de equipos inteligentes, la instalación adecuada de alarmas, las check-lists o listados de verificación, las alertas en los programas informáticos, procedimientos escritos y normativas son algunas de las estrategias que pueden contribuir a su reducción.

Los **errores** (*mistakes*) se definen como la realización de una acción que no era la pertinente o adecuada. La acción se corresponde con nuestra intención, pero esta acción era equivocada.

Los errores pueden deberse a dos razones:

- Errores relacionados con el conocimiento: en una situación excepcional, se produce un error por desviación de la pauta establecida
- Se produce un error al no haber pautas prefijadas, ni formación y experiencia adecuada.

La **transgresión** o **incumplimiento** de normas o procedimientos de seguridad (*violations*), supone una desviación intencional de lo que se considera como norma. Su existencia está relacionada con actitudes personales, motivación y entorno de trabajo.

Si atendemos a la gravedad real o potencial de sus consecuencias, los errores pueden ser: graves, leves y casi errores. Éstos últimos a pesar de que pudieran parecer poco importantes, sí lo son, puesto que sirven para detectar situaciones potencialmente graves que nos han de hacer reflexionar y tomar una actitud proactiva.

La realidad es que trabajamos en un medio muy complejo y difícil de controlar en todos sus aspectos. Aquellos sitios donde la complejidad de la actividad asistencial es mayor es de esperar que se produzcan más errores, como los servicios de urgencias, las unidades de cuidados intensivos... Entre los más frecuentes, están los errores relacionados con la medicación y los relacionados con la organización asistencial, donde un elemento que se repite es la comunicación ineficiente entre los miembros del equipo asistencial.

En el momento actual de racionalización del gasto sanitario y promoción de la cultura de seguridad, hay una corriente de pensamiento donde se está haciendo énfasis en la **realización de pruebas innecesarias al paciente (pruebas de bajo valor diagnóstico)**. Esto se encuadra en los errores según la utilización de técnicas y procedimientos disponibles y se clasifican en tres tipos de errores:

- Por sobreutilización de pruebas diagnósticas o tratamientos (*overuse)*: como por ejemplo excesos en petición de pruebas de diagnóstico por la imagen, uso de antibióticos en infecciones de etiología viral, ensañamiento terapéutico etc.
- La infrautilización (*underuse*): como por ejemplo la administración de corticoides inhalados en asmáticos, el empleo de dosis bajas de aspirina en pacientes que han sufrido recientemente un infarto agudo de miocardio etc.
- El uso inadecuado o mal uso (*missuse*): ejemplos de uso inadecuado son las reacciones alérgicas a determinados medicamentos o los efectos indeseables ocurridos como consecuencia del empleo de técnicas quirúrgicas o de cuidados, realizadas por personal inexperto.

En relación con el modo de entender las causas de los errores, Reason ha señalado que:

"El error es el inevitable y, en ocasiones aceptable, precio que debemos pagar por contar con la habilidad para diseñar, fabricar, operar, mantener y gestionar sistemas tecnológicos complejos, rápida y casi siempre, eficientemente".

4.1. EL ERROR EN LOS EVENTOS ADVERSOS

En la etiología de los eventos adversos confluyen múltiples **factores sistémicos y el error humano**. El daño al paciente se produce por la combinación de dos factores principales, por un lado la existencia de un "error" y, por el otro, el fallo de las barreras, a nivel del sistema, que deberían haber actuado para evitar que ese error afectase al paciente. Los errores por tanto se ven favorecidos por múltiples factores contribuyentes de carácter sistémico. Si nos ponemos a analizar cada error nos daremos cuenta de que existen a su alrededor multitud de factores que casi "nos empujan" a cometerlos (factores organizativos, de condiciones de trabajo, de medios, de formación etc.); de ahí el término de segundas víctimas para referirnos al profesional sanitario implicado en el error.

La diferenciación entre **persona y sistema** permite, a su vez, diferenciar dos categorías de errores:

- **Error activo**, término que se utiliza para referirse a errores cometidos por los profesionales en relación directa con los pacientes. Estos son, generalmente, fáciles de identificar (pulsar un botón incorrecto, inyectar el producto equivocado etc.) y casi siempre implican a alguien situado en la primera línea asistencial. Entran dentro de esta categoría: despistes, distracciones, lapsus, errores de valoración, e incumplimiento de normas establecidas.
- **Condiciones latentes o fallos del sistema**. Referidas a circunstancias y fallos menos claros presentes en la organización y el diseño de dispositivos, actividades, etc. que pueden facilitar la aparición de errores y contribuir a causar un daño en los pacientes.

Reason asemejó la causalidad de los eventos adversos a un "queso suizo", en el cual: el sistema pone barreras y mecanismos de protección y seguridad con la finalidad de que no ocurran daños para los pacientes. Dichas barreras están representadas por filetes de queso; pero en ocasiones, estas barreras presentan fallos, representados por los agujeros del queso. La casualidad o el alineamiento de varios "agujeros de seguridad" puede dar lugar a la aparición de una cadena de fallos que, aisladamente pudieran no haber tenido relevancia, pero que en conjunto han formado una cadena que ha causado un resultado desastroso provocando un evento adverso (Figura 5).

4.2. ABORDAJE DEL ERROR EN LOS EVENTOS ADVERSOS

El abordaje de los errores puede hacerse siguiendo dos modelos:

- Modelo **centrado en la persona**: el cual considera que las personas se equivocan por una escasa atención, porque están desmotivados, por olvido o descuido y en el que la estrategia es culpabilizadora.
- Modelo **centrado en el sistema**: que considera que los humanos son falibles y el objetivo no es cambiar la condición humana, sino los factores sistémicos. Cuando se produce un EA lo importante no es QUIÉN, sino POR QUÉ se ha producido y la estrategia siempre debe ser aprender de los errores.

FIGURA 5

Modelo de casualidad de eventos adversos del "queso suizo"

Adaptado de: Tutorial y herramientas de apoyo. Gestión y mejora de la seguridad de pacientes. Ministerio de Sanidad y Consumo. Disponible en: https://cursos.seguridaddelpaciente.es/formacion-gestion-riesgos-herramientas-asociadas-mejora-seguridad-del-paciente/modulo-4/

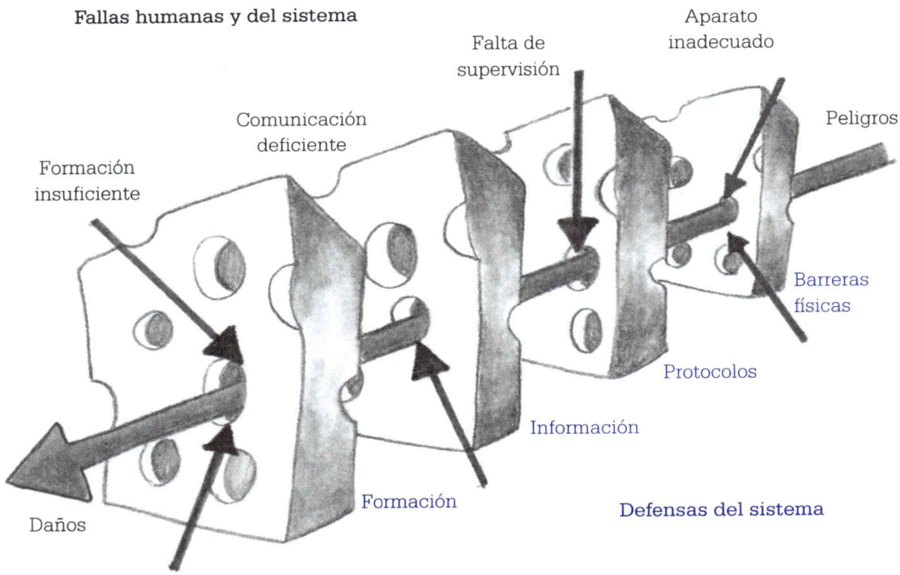

Debemos ser conscientes de que los seres humanos cometemos errores (es inherente a la condición humana), y son esperables hasta en las mejores organizaciones. Debemos ser conscientes de ellos y reconocerlos. El objetivo no es cambiar la condición humana, sino encontrar y corregir los factores sistémicos que favorecen estos errores. Cuando se produce un incidente en un paciente, lo importante no es el "QUIÉN" sino el "POR QUÉ" se ha producido. La estrategia más inteligente a seguir es "aprender de los errores", tanto propios como ajenos, para que no vuelvan a producirse.

Así, la llamada "Ingeniería de los factores humanos", que es la rama de la ingeniería especializada en el diseño eficiente y pensado en las personas, instalaciones, tecnologías y dispositivos, con el fin de mejorar la seguridad y la fiabilidad de los procesos de producción. Un sistema "inteligente" es aquel que está diseñado pensando en los factores humanos, haciendo el entorno de trabajo lo más óptimo posible para la prevención del error.

5. TERMINOLOGÍA Y TAXONOMÍA

Dado que la seguridad de pacientes es una disciplina de reciente incorporación, es necesario definir de una manera clara y concisa los conceptos que esta disciplina engloba para hacer las interpretaciones adecuadas. De hecho, la taxonomía en materia de seguridad de pacientes es un tema de interés que se planteó desde el inicio en el año 2005, donde los organismos internacionales involucrados en la seguridad de pacientes, como la OMS en la "Alianza mundial para la Seguridad de Pacientes" lo marcaban como objetivo prioritario.

TABLA 4

Programa "Alianza mundial para la Seguridad de pacientes" Organización Mundial de la Salud (OMS) 2005

Fuente: elaboración propia.

1	Minimización de la infección nosocomial.
2	Participación del paciente ("Pacientes por la seguridad de pacientes").
3	Taxonomía de la seguridad de pacientes.
4	Investigación.
5	Efectividad de la medidas de seguridad.
6	Notificación y aprendizaje.

El propósito de la taxonomía es permitir que la información acerca de un evento sea traducida a un lenguaje común (codificado) y crear un registro electrónico que permita el análisis estadístico, el aprendizaje y la priorización de recursos.

A continuación vamos a hacer una cita literal y resumen con los **principales conceptos** aceptados por la Organización Mundial de la Salud (OMS) en su International Classification for Patient Safety (ICPS) y publicados en el 2009.

- **Seguridad:** ausencia de peligro. Reducción del riesgo de daño innecesario a un mínimo aceptable. Grado en que el riesgo potencial y los resultados no planeados son evitados o minimizados. Estado en el que el riesgo ha sido reducido a un nivel aceptable.
- **Seguridad clínica/seguridad del paciente**: reducción del riesgo innecesario de daño asociado a la atención sanitaria a un mínimo aceptable. Ausencia, para un paciente, de daño innecesario o daño potencial asociado con la atención sanitaria. Este concepto incluye dos aspectos: prevención y mitigación de los actos inseguros dentro de los sistemas de salud y el uso de las mejores prácticas conocidas que conduzcan a la evolución óptima del paciente. Proceso mediante el cual una organización hace que el cuidado de los pacientes sea más seguro, es decir, implica practicar una atención a la salud libre de daños evitables. La seguridad clínica tiene dos

visiones que son inseparables; de una parte el concepto de ausencia de lesión o daños producidos como consecuencia de una inadecuada atención sanitaria (visión negativa) y por el otro, todas aquellas acciones encaminadas a prevenir, evitar o minimizar los acontecimientos adversos que pueden resultar de la atención sanitaria, que es lo que se llama proceso de gestión de riesgos (visión positiva). No existe el riesgo cero, por lo que la seguridad clínica ideal será la que consigue un equilibrio óptimo entre los riesgos y atención sanitaria.

- **Cultura de seguridad**: patrón integrado de comportamiento individual y organizativo, basado en creencias y valores compartidos, que persiguen continuamente minimizar los daños a los pacientes que pueden resultar del proceso asistencial. La cultura de seguridad debe ser vista como valor individual y como un valor de la organización.
- **Riesgo**: probabilidad de que ocurra un incidente.
- **Riesgo asistencial**: probabilidad de que algo suceda durante la atención sanitaria y tenga un impacto negativo sobre el paciente y/o la organización. Se mide en términos de probabilidad (probabilidad de que ocurra el daño) y consecuencias (severidad de este daño). La atención sanitaria siempre conlleva un riesgo.
- **Gestión de riesgos**: conjunto de actividades administrativas y clínicas tomadas para identificar, evaluar y disminuir el riesgo de daño a los pacientes, al personal (**segundas víctimas**), así como el riesgo de pérdidas para la organización (**terceras víctimas**).

Respecto a los términos relacionados con consecuencias y/o daños de los pacientes, en orden creciente de daño al paciente, las definiciones y ejemplos prácticos serían los siguientes:

- **Consecuencias en el paciente**: impacto sobre el paciente que es total o parcialmente atribuible a un incidente. Estas consecuencias en el paciente engloban diferentes conceptos, desde el más genético de "daño", hasta efectos físicos (lesión, enfermedad, discapacidad) y psicológicos (sufrimiento).

> **Por ejemplo, una quemadura por mala utilización de la clorhexidina alcohólica como desinfectante, no se espera tiempo adecuado y se prende una llama.**

- **Daño asociado a la atención sanitaria**: daño que aparece a consecuencia de, o está asociado con, los planes o acciones tomadas durante la atención sanitaria, más que con la enfermedad o la lesión subyacentes.

> Por ejemplo: úlceras por presión, polineuropatía en ingresos prolongados etc.

- **Sucesos adversos:** es un término en desuso. Se refiere a acontecimientos relacionados con la atención recibida por un paciente, que tienen, o pueden tener, consecuencias negativas para el mismo. Siempre están relacionados con el proceso asistencial. Comprenden el conjunto de eventos adversos e incidentes sin daño.

> Por ejemplo la identificación equivocada de un paciente en la Unidad de Cuidados Intensivos.

- **Incidente (en seguridad del paciente)**: eventos o circunstancias que podrían haber resultado, o resultaron, en un daño innecesario a un paciente. Los incidentes pueden ser no intencionados o intencionados. Los errores son por definición no intencionados, mientras que las violaciones (todo aquel acto que se desvía de lo establecido) son normalmente intencionadas (aunque raramente maliciosas) y pueden llegar a ser rutinarias y automáticas en algunos contextos.

> Por ejemplo: equivocación de lado en cirugía o caídas.

- **Circunstancia notificable**: situación en la que existe un potencial significativo de daño, pero no ocurre un incidente.

> Ejemplos: urgencias, sobrecarga de trabajo en la que existe una disminución de plantilla de personal durante un turno; ambú en urgencias que se descubre que no funciona aunque no haya sido necesario usarlo). Es importante notificarlo para detectar los riesgos potenciales y emprender acciones de mejora.

- **Casi incidente**: incidente que no alcanza al paciente.

> Ejemplo: medicación que se conecta al paciente equivocado, pero que no llega a pasar porque se detecta el error antes de iniciar la infusión. Un casi incidente reincidente, nos debe hacer reflexionar en cambiar alguna fase del proceso en cuestión.

- **Incidente sin daño**: el incidente alcanza al paciente, pero no le produce un daño detectable. Es un acontecimiento que bien por casualidad o bien por una acción determinada, no ha producido daño ni pérdidas al paciente, pero que en otras circunstancias podría haberlo producido.

> **Ejemplo: alergia registrada a paracetamol, que por error se infunde, pero no le pasa nada, o administración de medicación a paciente equivocado pero no era alérgico y no pasa nada.**

- **Evento adverso** (Incidente con daño): incidente que produce daño a un paciente.

> **Ejemplo: alergia registrada a paracetamol, que por error se infunde y le produce una reacción anafiláctica.**

Los eventos adversos son siempre no intencionados, sino estaríamos hablando de negligencia, son causados durante o a consecuencia de la atención sanitaria y no relacionado con la evolución o posibles complicaciones de la enfermedad de base del paciente. Suelen suponer un aumento de la estancia hospitalaria o precisar tratamientos o procedimientos adicionales o estar relacionados incluso con incapacidad o la muerte. Pueden ser evitables (con una medida concreta no se hubieran producido) o inevitables (sin posibilidad de evitarlo de ninguna manera, bien por imposibilidad al detectarlo o porque aún siendo detectado, las acciones correctoras son desproporcionadas).

> **Ejemplos: neumotórax al canalizar una vía central, error diagnóstico, infecciones relacionadas con la atención sanitaria, úlceras por presión, complicaciones anestésicas, caídas, errores y retrasos diagnósticos, cirugía inadecuada, dehiscencia de sutura, anafilaxia por alergia, cuerpo extraño tras cirugía, broncoaspiración en paciente con nivel de conciencia disminuido, reingresos, confusión de historias, errores de medicación, radiografía a una embarazada, sobreutilización terapéutica, etc.**

- **Suceso centinela o crítico**: acontecimiento inesperado que implica la muerte o lesiones graves físicas o psicológicas, o el riesgo de las mismas. Las lesiones graves incluyen específicamente la pérdida de un miembro u órgano vital, o una función. Estos sucesos son los que lamentablemente salen en los medios de comunicación, por ejemplo, el caso Rayan que llevó al fallecimiento de un bebé por administración de nutrición enteral por vía parenteral. Estos sucesos requieren un análisis inmediato y una respuesta en corto plazo, con la puesta en marcha de medidas de mejora que disminuirán su recurrencia. En el análisis se identificarán los factores contribuyentes que nos ayudarán a planificar las mejoras.

Ejemplos de sucesos centinela podrían ser: muerte materna o de un recién nacido a término, muerte de un paciente en la sala de espera de urgencias, shock anafiláctico grave por error de medicación, suicidio de un paciente, cirugía en sitio erróneo o de paciente erróneo, daños graves derivados del proceso anestésico, error de dosificación en citostático etc.

- **Error (Error):** fallo para llevar a cabo una acción planeada como fue proyectada o aplicación de un plan incorrecto para conseguir un fin. Los errores son, por definición, no intencionados. Son ocasiones en las que una secuencia planeada de acciones físicas o mentales falla en alcanzar su resultado buscado, y cuando esos fallos no pueden ser atribuidos a la intervención de algún agente casual. Un error médico puede o no causar daño. En la siguiente tabla se exponen los tipos de errores.

TABLA 5

Tipos de Errores

Fuente: elaboración propia.

Errores	Definición	Ejemplo
Según la ACCIÓN	Por Comisión (error of commission): error que ocurre como resultado de una acción tomada.	Técnica quirúrgica errónea, tratamiento o medicación inapropiados, etc.
	Por Omisión (error of omission): error que ocurre como consecuencia de una acción no tomada.	No tomar medidas de precaución (no cumplimiento de aislamientos o higiene de manos), no usar pruebas indicadas, retraso evitable en el diagnóstico, no actuar según los resultados de pruebas, etc.
Según la CAUSA	Distracción desliz (slip): error comúnmente asociado con fallos en la atención o percepción de los hechos.	Por despiste se pone la insulina y el paciente va a ir a quirófano y hace una hipoglucemia.
	Lapso (lapse): errores resultantes de fallo de memoria.	Se olvida poner premedicación en cirugía.
	Equivocación (mistake): error cometido en la ejecución de un proceso o solución de un problema, porque se elige la regla equivocada o por que se carece de conocimiento o se malinterpreta el problema.	Error de dosis al calcular los microgramos/kg/hora, por fallo en la fórmula.

Errores	Definición	Ejemplo
Según el EFECTO en el tiempo	Activos (active errors) o fallos activos: son aquellos errores asociados con la acción de un último operador de un sistema complejo y cuyos efectos aparecen rápidamente.	Administración de salbutamol por vía intravenosa la fórmula para aerosol.
	Latentes o condiciones latentes (latent error, latent condition): errores que permanecen sin efecto largo tiempo en el sistema ("dormidos") y que posteriormente combinados con otros factores producen el efecto. Representan la causa raíz de los eventos adversos. A diferencia de los errores activos, pueden ser identificados y remediados antes de que ocurran los eventos adversos.	En el caso anterior, en la zona de preparación de medicación hay dos bandejas, una con suero salino precargado y otra con salbutamol para inhalaciones, ninguna de las dos bandejas están identificadas, más que con una raya en la jeringa.
	Potenciales circunstancias o sucesos que pueden tener la capacidad (potencial) de causar errores.	No disponer de carro de parada en el pasillo de consultas externas.

- **Fallo del sistema:** fallo, avería o disfunción dentro de los métodos operativos, procesos o infraestructura de una organización. Los factores que contribuyen a los fallos del sistema pueden ser latentes (escondidos o propensos a pasar desapercibidos) o aparentes, y pueden estar relacionados con el sistema, la organización o el paciente. En general se dice que los seres humanos se equivocan, cometen errores, mientras que los sistemas fallan. Es decir, los errores son característicos de los seres humanos y los fallos lo son de la organización.

> **Por ejemplo, suelen ser fallos en la organización, en la comunicación, en el procedimiento...**

- **Violación:** desviación deliberada de un procedimiento operativo, normas o reglas. Son por tanto actuaciones intencionadas que aumentan el riesgo, aunque el incidente no llegue a ocurrir.

> **Por ejemplo, no ponerse las medidas de aislamiento adecuadas cuando conoces las normas.**

- **Complicaciones**: alteraciones del curso natural de la enfermedad, derivadas de la misma y no provocadas por la actuación médica o de otros profesionales sanitarios. Incluyen los efectos secundarios.

> **Por ejemplo: dehiscencia de sutura, sangrado etc.**

- **Accidente:** evento no planeado, inesperado y no deseado, generalmente con consecuencias adversas. Suceso aleatorio, imprevisto, inesperado, que produce daños o lesiones al paciente, o pérdidas materiales o de cualquier otro tipo.

> **Por ejemplo, una caída.**

- **Factor contribuyente**: circunstancia, acción o influencia que se piensa que ha jugado un papel en el origen o desarrollo de un incidente o en aumentar el riesgo del mismo. Un factor contribuyente puede ser el precursor necesario de un incidente y puede ser o no causa suficiente para el mismo Los factores contribuyentes pueden ser:

TABLA 6

Tipos de Factores Contribuyentes

Fuente: elaboración propia.

Según CONTROL		Según FACTORES	
Externo	Organizativo	Profesionales	Del paciente
No bajo el control de la organización, como políticas de recursos humanos.	Sí depende de la organización como la no disponibilidad de protocolos.	Defectos cognitivos o del comportamiento, falta de supervisión, pobre trabajo en equipo, comunicación inadecuada.	Defectos cognitivos, déficit de conocimientos, problemas del comportamiento, no adherencia, falta de motivación.

- **Factor mitigante**: acción o circunstancia que previene o modera la progresión de un incidente dirigido a producir daño a un paciente. El mecanismo del daño ya ha comenzado, pero estos factores evitan que alcance el daño máximo.
- **Acciones de mejora**: acciones que se toman o circunstancias que se alteran para mejorar o compensar cualquier daño sufrido tras un incidente.
- **Acciones tomadas para reducir el riesgo**: acciones tomadas para reducir, gestionar o controlar cualquier daño futuro, o la probabilidad de daño, aso-

ciado a un incidente. Estas acciones pueden dirigirse a los incidentes, los factores contribuyentes, la detección, los factores mitigantes o de mejora y poder ser reactivas o proactivas.

- **Mejora del sistema**: el resultado o evolución de la cultura, procesos y estructuras dirigidas hacia la prevención de los fallos del sistema y la mejora de la seguridad y la calidad.
- **Resiliencia**: grado en el que un sistema previene, detecta, mitiga o mejora continuamente peligros e incidentes. La resiliencia permite a una organización recuperarse a su capacidad original de aportar atención sanitaria tan pronto como sea posible tras incurrir en un daño.
- **Análisis causa raíz**: proceso sistemático y repetitivo mediante el que se identifican los factores que contribuyen a un incidente reconstruyéndose la secuencia de los hechos y en el que repetidamente se pregunta "¿por qué?" hasta que las causas raíz subyacentes sean identificadas.
- **Sucesos adversos relacionados con el uso de medicamentos**: cualquier lesión o efecto nocivo relacionado con el uso de medicamentos. Son eventos adversos en los que una medicación está implicada como factor causal. Incluye:

TABLA 7

Tipos de sucesos adversos relacionados con el uso de medicamentos

Fuente: elaboración propia.

Reacciones adversas a medicamentos	Errores de medicación	Fallos del sistema
Relacionadas con el uso habitual y apropiado de los mismos en la prevención y tratamiento de las enfermedades.	Debidos a la utilización inadecuada, por omisión o comisión, de un medicamento.	Asociados con la manufactura, la distribución o el uso de medicamento.

- **Negligencia**: error difícilmente justificable, ocasionado por desidia, abandono, apatía, estudio insuficiente, falta de diligencia, omisión de precauciones debidas o falta de cuidado en la aplicación del conocimiento que debería tener y utilizar un profesional cualificado. El uso de este término debería limitarse al ámbito judicial (procedimientos legales y decisiones de los tribunales).
- **Mala praxis**: deficiente práctica clínica que ha ocasionado un daño al paciente. Se entiende como tal, cuando los resultados son claramente peores a los que, previsiblemente, hubieran obtenido profesionales distintos y de

cualificación similar (la mayoría de los profesionales), en idénticas circunstancias.

> **Por ejemplo: una técnica quirúrgica de baja calidad.**

- **Iatrogenia**: se refiere al daño provocado a los pacientes como consecuencia de la intervención de diagnosticar, prevenir, curar y aliviar. Incluye, así mismo, el ocasionado por un intervencionismo excesivo, sin que ello prejuzgue la existencia de error o negligencia.

> **Por ejemplo: neumotórax al canalizar un catéter venoso central.**

- **Imprudencia:** el individuo sabe que existe un riesgo, desea tomar ese riesgo y lo toma deliberadamente. Al igual que la negligencia, el término imprudencia debería limitarse al ámbito judicial (procedimientos legales y decisiones de los tribunales).

> **Por ejemplo, traslado de un paciente inestable a una prueba radiológica sin la monitorización debida.**

6. ALIANZA MUNDIAL POR LA SEGURIDAD DEL PACIENTE

El impacto de los eventos adversos tanto en el nivel humano como económico, ha hecho reflexionar acerca de la creación de estrategias globales que impliquen a las organizaciones internacionales sanitarias y sea un tema presente en los discursos políticos y estratégicos de ámbito nacional e internacional.

En mayo de 2002, la 55ª Asamblea Mundial de la Salud, máximo órgano de decisión de la Organización Mundial de la Salud (OMS), urge a los países miembros a prestar la máxima atención al problema de la seguridad del paciente (SP) y puso en marcha un programa que incluyó:

- Normas, estándares y recomendaciones de calidad y seguridad del paciente.
- La promoción de políticas basadas en la evidencia científica que tengan en cuenta los puntos de vista de políticos, administraciones, profesionales sanitarios y consumidores.
- El apoyo a los países miembros en la promoción de una cultura de seguridad en el seno de las organizaciones sanitarias.

- El impulso a la investigación en SP.

El lanzamiento de la Alianza Mundial para la Seguridad del Paciente tuvo lugar el 27 de octubre de 2004 en Washington. El objetivo fundamental de la alianza debería ser facilitar el desarrollo de la política y la práctica de la seguridad del paciente en los estados miembros con el lema: **"Ante todo, no hacer daño" (First do not harm)**.

6.1. OBJETIVOS Y ESFUERZOS

Los objetivos fundamentales de la Alianza Mundial para la Seguridad de Pacientes fueron:

- Aumentar la concienciación de los gobiernos.
- Atraer la atención mundial hacia la SP.
- Impulsar los sistemas de información existentes o de nueva creación.
- Reforzar el desarrollo de intervenciones de mejora de la SP.
- Impulsar la investigación y el desarrollo de estrategias a nivel nacional.
- Conseguir el apoyo de los consumidores.

La Alianza Mundial para la Seguridad de pacientes tiene una estrategia muy ambiciosa. Perseguía dar visibilidad a la seguridad de pacientes dentro del marco político-sanitario.

Sus principales esfuerzos están enfocados hacia:

- Los "Retos mundiales por la SP" (Global Patient Safety Challenges). El primer reto mundial –"Una atención limpia es una atención más segura" (Clean care is Safer Care)– comenzó en 2005 con el objetivo de abordar las infecciones relacionadas con la atención sanitaria. España se adhirió oficialmente al reto en noviembre de 2006. El segundo fue lanzado en 2008 "Cirugía segura, salva vidas" (Safe surgery, save lives) cuyo objetivo era mejorar la seguridad clínica en el área quirúrgica.
- Pacientes por la SP: pretende implicar a los pacientes a nivel individual y a sus organizaciones en la detección de riesgos y el diseño de soluciones. El paciente debe ser protagonista de su asistencia. Esto queda reflejado en la Declaración de Londres de mayo de 2006.
- Taxonomía: con el objetivo de establecer un marco de conceptos, principios, normas y terminología utilizados en SP.
- Investigación: uno de los primeros focos fue la realización de estudios de prevalencia de eventos adversos a nivel mundial.

- Intervenciones: se pretende extender al máximo las intervenciones efectivas, coordinar los esfuerzos internacionales para desarrollar intervenciones y apoyar a los países en el establecimiento de políticas y prácticas en SP.
- Notificación y aprendizaje: se han desarrollado recomendaciones de buenas prácticas para mejorar los actuales sistemas de información y facilitar la creación de otros nuevos.

6.2. ACCIONES, CAMPAÑAS Y PROGRAMAS DESARROLLADOS

Actualmente la Alianza se ha convertido en uno de los programas prioritarios de la OMS, adoptando el nombre de **WHO Patient Safety**.

Hay que destacar la labor desarrollada durante la primera campaña **Clean Care is safer Care** donde se editó todo el material de la estrategia multimodal para mejorar la higiene de manos, documento de referencia para el ámbito de la prevención de las infecciones relacionadas con la atención sanitaria.

Uno de los aspectos trabajados por WHO Patient Safety, es el desarrollo de **materiales de formación** e instrumentos para ayudar a los individuos y a las organizaciones a mejorar su comprensión y su conocimiento sobre la SP. Se han diseñado cursos básicos y elementos de formación más específicos ligados a las distintas campañas y objetivos del programa.

Impulsaron la **creación de prácticas seguras**, como herramienta práctica donde se había aplicado los conocimientos en SP. Una práctica o solución segura es cualquier intervención que ha demostrado la capacidad de prevenir o reducir el daño al paciente proveniente de los procesos de atención sanitaria. El beneficio de estas prácticas seguras es la capacidad de reproducirlas en otro entorno, de ahí la importancia de su difusión. Hasta 2013 este programa se realizó en colaboración con la Joint Commission y la Joint Commission International (JCI).

En el año 2009 lideró la implementación de medidas destinadas a la reducción de la bacteriemia asociada a catéteres centrales en las unidades de cuidados intensivos, basada en la intervención desarrollada en Michigan por el equipo del Dr Peter Pronovost. En **España** se realizó la primera experiencia de implementación de dicho programa a nivel de todo un país. **Es el proyecto Bacteriemia Zero (BZ), que en 18 meses consiguió reducir las tasas de infección en un 50%**.

El 24 de mayo de 2006 el Comité de Ministros de Sanidad del Consejo de Europa, integrado por prácticamente todos los estados europeos, adoptó la recomendación sobre la seguridad del paciente y la prevención de los eventos adversos en la atención sanitaria.

Los contenidos de la recomendación han servido de marco de actuación para las iniciativas europeas de los últimos años y, específicamente, han sustentado la estrategia de SP del Sistema Nacional de Salud en nuestro país.

A nivel europeo se han desarrollado actuaciones para impulsar la seguridad de pacientes entre los estados miembros, así han surgido proyectos como EUNetPaS (European Union Network for Patient Safety) o la iniciativa PaSQ (Red de la Unión Europea para la Seguridad del paciente y la calidad asistencial) acción conjunta sobre seguridad del paciente y calidad asistencial con el objetivo de identificar y difundir un banco de prácticas seguras.

Sobre la base de este apoyo a nivel internacional de organizaciones tan relevantes se construyen las estrategias de seguridad de pacientes en los diferentes países. **En España, la primera Estrategia de Seguridad del Paciente se realizó en el año 2005 con el objetivo de impulsar la cultura de seguridad de seguridad y mejorar la calidad asistencial. La última revisión de la misma está en el momento actual en vigor, 2015-2020**.

Esta estrategia ha servido como referencia para el desarrollo de otras estrategias a nivel de las comunidades autónomas. En cada comunidad se han creado grupos de expertos "articulados" dedicados a impulsar la seguridad de pacientes en sus centros. En los últimos años se han nombrado líderes de seguridad de pacientes en los diferentes servicios, profesionales de primera línea. El objetivo crear cultura de seguridad e impulsar la seguridad de pacientes desde la base sobre el paraguas de una estrategia global.

Porque en definitiva, la seguridad de pacientes es cosa de todos. Únete al reto.

7. BIBLIOGRAFÍA Y LECTURAS RECOMENDADAS

- AHA [American Hospital Association], HRET [Health Research & Educational Trust] y ISMP [Institute for Safe Medication Practices]. *Pathways for medication safety* [en línea]. 2002. [Consulta: 9-1-2018]. Disponible en: http://www.ismp.org/tools/pathwaysection1.pdf
- ARANAZ ANDRÉS, Jesús Mª. "Sucesos adversos relacionados con el uso de medicamentos: ¿qué podemos aprender?". *Medicina clínica*. 2006, vol. 126, nº 3, p. 97-98.
- ASPDEN, P.; et al. (ed.). *Patient safety: achieving a new standard for care*. National Academies Press. 2004. 550 p.
- Canadian Council on Health Services Accreditation. CCHSA Patient Safety.
- Strategy. A Vision for a Safe Health Care System, May 2003.Disponible en http://www.patientsafetyinstitute.ca/en/Topic/Pages/General-Patient-Safety.aspx

- CHANTLER, Cyril. "The role and education of doctors in the delivery of health care". *The Lancet*. 1999, vol. 353, nº 9159, p. 1178-1181.
- Committee of experts on management of safety and quality in health care (SP-SQS)-Expert Group on safe medication practices-Glossary of terms related to patient and medication safety [en línea]. 2005 [Consulta 1-11-2017]. Disponible en: http://www.who.int/patientsafety/highlights/COE_patient_and_medication_safety_gl.pdf
- GONZÁLEZ-HERMOSO, F. "Errores médicos o desviaciones en la práctica asistencial diaria". *Cirugía Española*. 2001, vol. 69, nº 6, p. 591-603.
- JCAHO [Joint Commission on Accreditation of Healthcare Organizations]. Sentinel Event Policy and Procedures. Disponible en: https://www.jointcommission.org/sentinel_event_policy_and_procedures/
- KOHN Linda T.; et al. (ed.). *To err is human: building a safer health system*. Washington, D.C.: National Academy Press. 2000. 312 p.
- LEAPE, Lucian L. "Error in medicine". *Jama*. 1994, vol. 272, nº 23, p. 1851-1857.
- LEAPE, Lucian L.; et al. "The nature of adverse events in hospitalized patients: results of the Harvard Medical Practice Study II". *New England journal of medicine*. 1991, vol. 324, nº 6, p. 377-384.
- LOEB, Jerod M.; CHANG, A. *Patient Safety: Reduction of Adverse Events through Common Understanding and Common Reporting Tools*. Ginebra: WHO, 2003. 56 p.
- MICHEL, P.; et al. "L'estimation du risque iatrogène graves dans les établissements de santé en France: les enseignements d'une étude pilote dans la région Aquitaine". *Études et résultats*, 2003, vol. 219, p. 1-8.
- NHS [National Patient Safety Agency]. Seven steps to patient safety: The full reference guide. [En línea]. Londres: NHS NPSA, 2004. [Consulta 9-1-2017]. Disponible en: http://www.nrls.npsa.nhs.uk/resources/collections/seven-steps-to-patient-safety/?entryid45=59787
- NPSA [National Patient Safety Agency]. Being open: communicating patient safety incidents with patients and their carers [en línea]. 2009 [Consulta 1-11-2009] Disponible en: http://www.nrls.npsa.nhs.uk/resources/type/alerts/?entryid45=65077&p=2
- ORENTLICHER, David. "Medical malpractice: treating the causes instead of the symptoms". *Medical Care*. 2000, vol. 38, nº 3 p. 247-249.
- OTERO LÓPEZ, M. J.; et al. "Errores de medicación: estandarización de la terminología y clasificación. Resultados de la Beca Ruiz Jarabo". *Farm Hosp*. 2003, vol. 27, nº3, p. 137-149.

- REASON, James. *Human error*. New York: Cambridge university press. 1990. 302 p.
- REASON, James. *Managing the risks of organizational accidents*. Aldershot, UK: Ashgate, 1997, 252p.
- ROBERTSON, Leon S. (ed.). *Injury epidemiology, research and control strategies*. 2ª ed. Oxford: Oxford University Press, 1998. 265 p.
- WHO [World Health Organization]; et al. *World Alliance for Patient Safety. Conceptual framework for the International Classification for Patient Safety (ICPS)*. Technical report [En línea]. Ginebra: World Health Organization, 2009. [Consulta 09/01/2017]. Disponible en: http://www.who.int/patientsafety/taxonomy/icps_full_report.pdf
- WHO [World Health Organization]; et al. World Alliance for Patient Safety. Forward Programme. [En línea]. Ginebra: World Health Organization, 2009. [Consulta 09/01/2017]. Disponible en: http://www.who.int/patientsafety/en/brochure_final.pdf
- WILSON, Ross M.; et al. "An analysis of the causes of adverse events from the Quality in Australian Health Care Study". *The Medical Journal of Australia*. 1999, vol. 170, nº 9, p. 411-415.
- WU, A. W.; et al. "To Tell the Truth: Ethical and Practical Issues in Disclosing Medical Mistakes to Patients". *Journal of General Internal Medicine*. 1997, vol. 12, nº 12, p. 770-775.

CAPÍTULO 2

ORGANIZACIÓN DEL SISTEMA SANITARIO

Autora

Susana Arias Rivera

ÍNDICE

1. ORGANIZACIÓN DEL SISTEMA SANITARIO

Un sistema de salud es la suma de todas las organizaciones, instituciones y recursos cuyo objetivo principal consiste en mejorar la salud de la población. Un sistema de salud necesita personal, financiación, información, suministros, transportes y comunicaciones, así como una orientación y una dirección general. Además, tiene que proporcionar buenos tratamientos y servicios que respondan a las necesidades de la población y sean justos desde el punto de vista financiero.

El sistema sanitario se basa en que la salud es un bien básico para todos y tenemos derecho a recibirla por igual. En España, es financiada con los presupuestos generales del Estado.

La Constitución Española de 1978 establece, en su artículo 43, el derecho a la protección de la salud y a la atención sanitaria de todos los ciudadanos. La Ley General De Sanidad de 1986, desarrolla los principios de universalidad (cubre el 100% de la población independientemente de su situación económica o afiliación a la Seguridad Social) y gratuidad, accesibilidad, descentralización (para garantizar la equidad en el acceso a los servicios se ha desarrollado una regionalización sanitaria, basada en situar los servicios sanitarios lo más cerca posible del domicilio o trabajo de los ciudadanos) y participación ciudadana (los ciudadanos participan en la orientación y control del sistema sanitario a través de los órganos de gestión locales y regionales).

Existen dos niveles de asistencia:

- El primer nivel o atención primaria, tiene como objetivo la promoción de la salud y la prevención de la enfermedad.
- El segundo nivel o atención hospitalaria, apoya a la atención primaria y está más centrada en curar. Las vías de acceso al segundo nivel de atención pueden ser a través de las consultas externas o las urgencias de un hospital o desde un centro de atención primaria.

2. CALIDAD ASISTENCIAL

Un primer paso para evaluar la calidad asistencial, implica definir qué se entiende por calidad y no existe un consenso sobre cómo definirla. Las dimensiones más frecuentemente citadas en las definiciones incluyen (en orden descendente de frecuencia): efectividad, eficiencia, acceso, competencia técnica, equidad, adecuación, disponibilidad, seguridad, respeto, oportunidad, experiencia asistencial al paciente, elección/disponibilidad de información, continuidad, prevención/detección temprana y evaluación. El Consejo de Europa también incluye eficacia y valoración. A continuación vamos a desarrollar cada definición.

- **Efectividad** se refiere al alcance por el que una intervención en cuestión produce los efectos deseados para mejorar la salud en aquellos que son tratados.
- **Eficacia** constituye el beneficio posible de una técnica médica proporcionada a un problema médico específico, en circunstancias ideales.
- **Valoración** va referida al grado en el que la atención sanitaria eficaz ha sido implantada y alcanzada y se han obtenido resultados.
- **Eficiencia** se define en términos de relación entre coste y resultado. En este caso se busca maximizar el rendimiento de una inversión realizada o, a la inversa, minimizar la inversión para un nivel de rendimiento determinado.
- **Acceso** (a la asistencia) se puede definir como la facilidad para obtener un servicio/tratamiento en relación con aspectos o barreras organizativas, económicas, culturales y emocionales.
- La **Equidad** es también incluida como una dimensión aparte en algunas clasificaciones. Aquí los análisis se centran sobre si un paciente o grupo de pacientes está siendo tratado con ecuanimidad en comparación a otros.
- **Aceptabilidad** se refiere al grado de humanidad y consideración con el que se proporciona el tratamiento.
- **Adecuación** se refiere al grado en el que tratamiento se corresponde con las necesidades del paciente.
- **Satisfacción** es el grado en el que el tratamiento y mejoras en la salud del paciente satisfacen sus expectativas.
- **Experiencia** en asistencia al paciente o receptividad a los pacientes o respuesta centrada en el paciente, se refiere a la importancia de las preferencias y valores de los pacientes individuales y sociedades, implicando que deben ser tenidos en cuenta por parte de los responsables de formular políticas y administradores de asistencia sanitaria.
- **Seguridad** del paciente se refiere a la reducción del riesgo asistencial producidos por la atención sanitaria. Se considera una dimensión transversal ya que requiere que otros aspectos de la calidad funcionen correctamente para que la atención al paciente se realice de forma segura.
- **Relevancia** se refiere al patrón general y balance de servicios óptimo que podría alcanzarse, teniendo en cuenta las necesidades y carencias de la población como un todo.

Si bien existen una gran cantidad de definiciones de calidad asistencial, a efectos prácticos, podemos considerar que la calidad asistencia es el nivel de consecución de los objetivos para mejorar la salud de la población, de los propios sistemas de salud, y la capacidad de respuesta a las expectativas legítimas de esta población.

La calidad de los servicios sanitarios será el resultado de las políticas sanitarias, de hacer bien lo correcto, de la imagen de la organización que perciben los prestadores y receptores de los cuidados, de la definición del servicio atendiendo al cliente interno y externo, y de la adecuada interacción entre ambos.

Los profesionales aportan habitualmente una perspectiva individual de la calidad a su práctica clínica; su pretensión legítima no es otra que hacer lo correcto de manera correcta. También los pacientes aportan una perspectiva individual, al plantear como atributos de la asistencia de calidad la adecuada comunicación interpersonal con los profesionales, a quienes exigen competencia técnica, a la vez que desean una accesibilidad conveniente a los servicios. La administración, como las organizaciones sanitarias, son más proclives a la perspectiva comunitaria, y exigen en la prestación de los cuidados un adecuado rendimiento técnico, que sean satisfactorios para los pacientes y que su consecuencia sea la mejora del nivel de salud de la comunidad. **La calidad asistencial será, pues, definida por la comunidad científica, por el profesional, el paciente y la sociedad**.

3. GESTIÓN DE CALIDAD

Frederick W. Taylor, a comienzos del siglo XX, desarrolló una serie de métodos destinados a aumentar la eficiencia en la producción en los que se consideraba a los trabajadores poco más que máquinas con manos. Esta forma de gestión, conocida como taylorismo, ha estado vigente hasta bien entrados los años 60 y, aunque está muy alejada de las ideas actuales sobre la calidad, fue una primera aproximación a la mejora del proceso productivo. El enfoque de la calidad se centraba en la inspección del empleado.

La gestión de la calidad ha ido evolucionando e incorporando nuevas ideas. Podemos diferenciar varias fases en esta evolución ideológica:

- Primera fase: la calidad solo concernía a los departamentos de calidad y sus inspectores, procurando que los productos defectuosos no llegaran a los usuarios, pero no se evitaba la aparición de los errores.
- Segunda fase: la empresa busca la garantía de calidad y empieza a plantearse la implantación de un sistema de gestión de la calidad centrado en el proceso como, por ejemplo, el basado en las normas International Organitation for Standardization (ISO). Generalmente lo único que se busca es la certificación del modelo de calidad que emplea la empresa. El departamento de calidad tiene como objetivo, extender las ideas de gestión de la calidad a todos los departamentos de la empresa. Se redactan manuales,

procedimientos, etc... La participación del personal no dependiente del departamento de calidad, suele ser baja, aunque tampoco se busca su participación activa.

- Tercera fase: se identifica la calidad como satisfacción del cliente y engloba cuatro aspectos: calidad del producto, del servicio, de gestión y calidad de vida. Este concepto supone un cambio de cultura, las personas deben concienciarse de que la calidad incumbe a todos y es responsabilidad de todos. La dirección es responsable de liderar el cambio, se busca la colaboración de los clientes y el personal se autoevalúa.
- La última fase sería conseguir, además de la satisfacción de los clientes, la eficiencia económica. En estos momentos hay dos modelos ampliamente aceptados: el modelo Baldrige en Estados Unidos y el de la Fundación Europea de la Gestión de la Calidad, EFQM. Ambos son un complemento a las normas ISO a las que se añade la importancia de las relaciones con todos los clientes de la empresa y los resultados de ésta.

FIGURA 1

Evolución ideológica de la Calidad Asistencial

Fuente: elaboración propia.

Primera fase →	Segunda fase →	Tercera fase →	Cuarta fase
La calidad es un área de trabajo concreta del departamento de calidad	La calidad abarca todos los departamentos de la institución; implica CUMPLIR una NORMA	La calidad incumbe a todos los trabajadores; es SATISFACCIÓN del cliente	La calidad es SATISFACCIÓN del cliente y también RESULTADOS eficientes

El sector sanitario presenta varios problemas específicos de gestión:

- El servicio se consume al mismo tiempo que se está fabricando, no se puede probar el servicio antes de adquirirlo y si resulta defectuoso, es una pérdida irreparable.
- El servicio que se presta es perecedero y requiere de una sincronización entre producción y demanda. Los servicios deben producirse en un momento concreto, no es posible hacer una provisión de servicios. No se puede realizar una radiografía a un paciente antes de que un profesional lo considere apropiado y es necesario sincronizar a pacientes y profesionales sanitarios para su realización.
- La interacción entre el paciente y el personal es elevada y afecta a la percepción de la calidad.

- La calidad es inmaterial y subjetiva, lo que para un paciente es amabilidad para otro puede ser pesadez. La conducta del personal causa un efecto crítico en la calidad percibida por el paciente. Resulta tan importante la calidad científico-técnica de los procesos implementados como la percepción del paciente. Si falla algo siempre hay oportunidades de mejora.

4. EVALUACIÓN DE LA CALIDAD. ACREDITACIÓN Y CERTIFICACIÓN

Donabedian propuso medir la calidad asistencial evaluando su estructura, procesos y resultados en adaptación del concepto industrial de inversión-proceso-rendimiento. Argumentó que "una buena estructura aumenta la probabilidad de un buen proceso, y un buen proceso aumenta la probabilidad de un buen resultado".

Definió **estructura** como las características de los escenarios donde se presta la atención y los recursos requeridos para la asistencia sanitaria. Están incluidos los recursos físicos, equipamiento, financiación, personal y también la forma en que están organizados. La evaluación de la estructura es de fácil medida y suele ser el pilar en el que se basa la acreditación tanto de centros como de servicios. **La estructura es lo que hay, con lo que contamos.**

Proceso es todo lo que el proveedor de servicios hace para el usuario y también lo que el usuario hace como consecuencia de las actividades de los proveedores. Recoge el conjunto de actuaciones que se han aplicado, la forma de organizar, planificar, diseñar y prestar una determinada asistencia constituiría el proceso. Se incluyen como proceso, aspectos como la recogida de información, aplicación de procedimientos diagnósticos, terapéuticos, de información, la coordinación, la continuidad asistencial. **El proceso es, lo que se hace**.

Los **resultados** describen los efectos del proceso sobre el estado de salud de los pacientes y poblaciones. Suelen incluirse indicadores clínicos como la curación o la muerte, pero también forman parte de este grupo los resultados económicos, de satisfacción del paciente y del profesional. Aunque es el aspecto final y el que más interesa para una correcta evaluación sanitaria, resulta muy difícil en ocasiones su medida, y en especial relacionar directamente su resultado con una determinada actuación, puesto que en general, los resultados suelen tener un origen multifactorial. **El resultado es lo que ocurre**.

Shaw y Kalo identificaron, en el año 2002, las dimensiones de calidad asistencial que corresponden a cada categoría tal y como viene reflejado en la Tabla 1. Estas tres categorías no han sido analizadas exhaustivamente y continúa abierto el debate sobre cuál es el mejor método para medir y perfeccionar la calidad asistencial.

TABLA 1

Dimensiones de la calidad asistencial

Fuente: Shaw CD, Kalo I (2002).

	Dimensión de calidad asistencial
Estructura	• Cómo se distribuyen los recursos en términos de tiempo, lugar y receptividad a las necesidades de las poblaciones *(acceso).* • Ecuanimidad en compartir costes y beneficios *(equidad).*
Proceso	• Cómo se aplican los recursos *(administración).* • Uso de tiempo y recursos *(eficiencia).* • Evitar el despilfarro *(economía).* • Reducción del riesgo *(seguridad).* • Práctica basada en la evidencia *(adecuación).* • Atención centrada en el paciente *(continuidad).* • Información al paciente/público *(elección, transparencia, responsabilidad).*
Resultado	• Salud de la población *(mejora de la salud).* • Resultado clínico *(efectividad).* • Satisfacer expectativas del público y del personal *(coste-beneficio).*

5. MODELOS DE ACREDITACIÓN: NORMAS ISO/EFQM (MODELO EUROPEO DE EXCELENCIA)

Para que una institución pueda declarar un determinado nivel de calidad de su actividad asistencial, es necesario que se someta a un procedimiento de evaluación objetiva realizada por una organización evaluadora externa e independiente. Es esta organización la que acredita o certifica a la institución, en función del cumplimiento de sus criterios establecidos.

Los expertos en calidad han tratado de desarrollar modelos que faciliten la gestión de la actividad humana a gestores y empleados. Han surgido así distintos modelos; tres de los cuales, normas ISO, Joint Comission y EFQM, tienen gran importancia en el ámbito sanitario.

5.1. NORMAS ISO

Las normas ISO surgen por la necesidad de normalizar productos y servicios. La Organización Internacional para la Estandarización o ISO (International Organization for Standardization) está constituida, actualmente, por 163 organismos nacionales de normalización, coordinados desde una Secretaría Central con sede en Ginebra (Suiza). Las normas internacionales de este organismo se conocen como normas ISO. A través de sus miembros, reúne a expertos para compartir conocimientos y desarrollar estándares internacionales voluntarios, basados en consenso y relevantes para el mercado, que apoyen la innovación y proporcionen soluciones a los retos globales.

Las normas ISO son voluntarias, comprendiendo que ISO es un organismo no gubernamental y no depende de ningún otro organismo internacional, por lo tanto, no tiene autoridad para imponer sus normas a ningún país y son fruto del consenso entre todas las partes interesadas e involucradas en la actividad objeto de la misma.

Aunque ISO tiene ya más de 21000 Normas Internacionales y documentos relacionados, desde el punto de vista sanitario, tienen especial interés la familia de normas ISO 9000 (sistemas de gestión de la calidad), ISO 14000 (sistemas de gestión medioambiental) o normas más específicas como la ISO 15189 (calidad y competencia en laboratorios clínicos). Las últimas versiones de las normas ISO (serie 9000) tienen en cuenta no sólo aspectos técnicos, sino también aspectos de gestión y mejora continua.

5.2. JOINT COMISSION

Los antecedentes de la Joint Comission, Agencia Americana de Acreditación, se remontan a 1910. En 1917 se empieza a editar un listado de indicadores de calidad que permitían medir la gestión de los hospitales. La "Joint Commission on Accreditation of Hospitals" es creada en 1951 y es en 1953 cuando comienzan a ofrecer la acreditación a los hospitales.

En 1987 cambia su nombre al de "Joint Commision on Accreditation of Healthcare Organization" JCAHO, pasando a acreditar no solo hospitales, sino también centros asistenciales de otro tipo. Se introducen los conceptos de estándares, sistemas de medida de indicadores y evaluación en los buenos procesos. En 1996 nace la Joint Commission International (JCI), una división de la Joint Commission que tiene la finalidad de mejorar la calidad de la atención en la comunidad internacional, facilitando servicios de acreditación en todo el mundo.

La Joint Comission International es parte de una empresa global de organizaciones dinámicas, sin fines de lucro, que ha llegado a más de 90 países en los cinco continentes y que se ocupa de todas las dimensiones de la acreditación, atención de calidad y seguridad del paciente.

Es el modelo más "sanitario" de todos. Su misión es mejorar la seguridad y la calidad de la atención en la comunidad internacional a través de la provisión de educación, publicaciones, consultas y servicios de evaluación. Establece estándares o criterios de buena práctica clínica, asistencial y gestora, que debe cumplir una institución sanitaria para ser reconocida como de calidad por una entidad acreditadora independiente.

En España la Agencia de Acreditación es la Fundación Avedis Donabedian (FAD) con sede en Barcelona y Madrid.

Los motivos para seleccionar este modelo entre los sistemas de evaluación externa existentes son muchos, pero podemos destacar su especificidad para el sector sanitario, su amplia experiencia en el sector y su gran poder dinamizador para la mejora de los centros. Además, la evaluación externa utiliza estándares de consenso, se acopla a las profesiones sanitarias, es proactiva, implica a toda la organización, se enfoca en sistemas, estimula la cultura de calidad y establece evaluaciones periódicas.

5.3. EUROPEAN FOUNDATION FOR QUALITY MANAGEMENT, EFQM

La Fundación Europea para la Gestión de la Calidad (EFQM), organización sin ánimo de lucro con sede en Bruselas (Bélgica), fue fundada en 1988 por 14 empresas europeas líderes en su sector, con el apoyo de la Comisión de la Unión Europea. Su objetivo es ayudar a las empresas europeas a ser más competitivas en el mercado mundial, incrementando la eficacia y la eficiencia.

El Modelo Europeo de Excelencia se desarrolló en 1991, en consonancia con los modelos Malcolm Baldrige en los EEUU y el premio Deming en Japón, como marco para la autoevaluación de las organizaciones y como base para evaluar las solicitudes al Premio Europeo de la Calidad, concedido por primera vez en 1992. En 2003 y tras un proceso de revisión que duró dos años, se presentó la versión actual del modelo que pasó a denominarse Modelo EFQM de Excelencia. El Modelo EFQM se revisa y actualiza sistemáticamente desde su creación, siendo su versión de 2013 la que se encuentra actualmente en vigor.

La EFQM define la excelencia como "aquella manera sobresaliente de gestionar una organización capaz de obtener resultados permanentes en el tiempo para todos los grupos de interés, mediante la aplicación de los ocho conceptos fundamentales de la Excelencia". La EFQM considera la excelencia como una estrategia de gestión que engloba a la totalidad de la empresa.

En el ámbito sanitario supone pasar de aspectos concretos científico-técnicos, a la globalidad de todos los procesos asistenciales. Clasifica la actividad y establece que una institución debe gestionar bien sus recursos (humanos y materiales), y con una actividad correctamente planificada y ejecutada (procesos), obtener unos resultados óptimos en sus clientes y en los propios trabajadores, sin olvidar el impacto de la organización en el medio ambiente (físico y social).

Para este modelo, los ocho **conceptos fundamentales para la excelencia** son:

- Orientación hacia los **Resultados**. La Excelencia consiste en alcanzar resultados que satisfagan plenamente a todos los grupos de interés de la organización.

- Orientación al **Cliente**. Consiste en crear valor sostenido para el cliente.
- **Liderazgo y coherencia** en los objetivos. Ejercer un liderazgo con capacidad de visión, que sirva de inspiración a los demás y que sea coherente en toda la organización.
- **Gestión por procesos y hechos**. Gestionar la organización mediante un conjunto de sistemas, procesos y datos, independientes e interrelacionados.
- Desarrollo e implicación de las **Personas**. Maximizar la contribución de los empleados, a través de su desarrollo e implicación.
- Proceso continuo de **Aprendizaje, innovación y mejora**. Desafiar el estatus quo y hacer realidad el cambio, aprovechando el aprendizaje para crear innovación y, oportunidades de mejora.
- Desarrollo de **Alianzas**. Desarrollar y mantener alianzas que añadan valor.
- **Responsabilidad Social de la Organización**. Exceder el marco legal mínimo, en el que opera la organización y, esforzarse por comprender y dar respuesta a las expectativas, que tienen los grupos de interés en la sociedad.

FIGURA 2

Ocho conceptos fundamentales para la excelencia, EFQM

Fuente: elaboración propia.

Orientación al **cliente**	**Liderazgo** y coherencia con los objetivos	Orientación a **resultados**	**Gestión por procesos** y hechos
Implicación de las **personas**	**Aprendizaje, innovación y mejora**	Desarrollo de **alianzas**	**Responsabilidad social** de la organización

Si la implantación de la excelencia en las organizaciones supone un gran cambio, esto toma mayor relevancia en el ámbito sanitario, donde la cultura profesional está completamente consolidada. Si bien, debe empezar a nivel de la gerencia del centro, la cual debe asignar los recursos necesarios, su despliegue sólo será efectivo cuando todos los directivos y mandos intermedios lo asuman, se impliquen, y logren transmitirlo al resto de los profesionales y trabajadores de la organización.

6. HERRAMIENTAS PARA MEJORAR LA CALIDAD

Como herramienta para mejorar la calidad tenemos el **Ciclo de mejora continua de la calidad**, también conocido como **ciclo PDCA** (del inglés Plan Do Check Act), **círculo de Deming o espiral de mejora continua.** Su forma de círculo indica que no tiene fin, y que para una mejora continua de la calidad debe llevarse a cabo una y otra vez. Es el núcleo de cualquier iniciativa de calidad y consta de cuatro **fases:**

FIGURA 3

Fases del Ciclo de Mejora Continua de la Calidad

Fuente: elaboración propia.

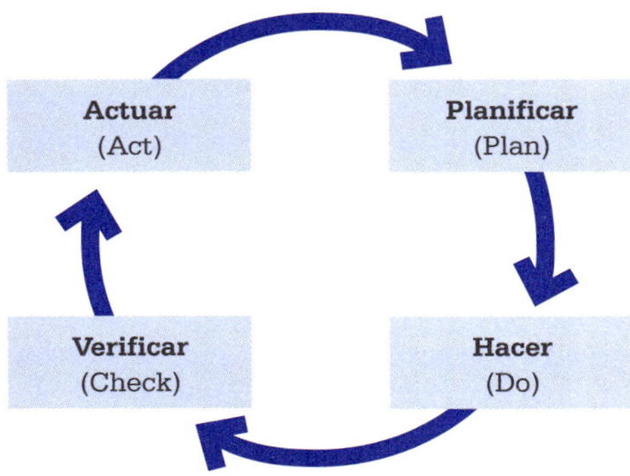

- **Fase 1. Planificar (Plan).** Hay que identificar los problemas, priorizarlos y analizarlos, pero independientemente de las técnicas de detección y priorización de problemas, se deben cumplir cuatro pasos:
  - Definir los objetivos: qué queremos conseguir, por qué queremos hacerlo, cómo vamos a hacerlo y cuáles son los límites.
  - Determinar la situación actual recopilando datos, realizando un diagnóstico y definiendo los problemas a resolver y las áreas de mejora.
  - Analizar los datos: convertir los datos en información útil para la puesta en marcha de los cambios. Analizar las causas que dan lugar a los resultados que queremos optimizar.
  - Planificar el cambio: establecer a través de un plan de trabajo, todos los pasos que deben seguirse para la implementación de las acciones de mejora. El cambio es el factor clave en la mejora, si no hay cambio no vamos a poder mejorar.

- **Fase 2. Hacer (Do).** Esta etapa es la de implementación de la solución. Es importante que se efectúe el plan tal como fue diseñado y que se establezcan mecanismos de control, para ir evaluando los progresos y/o corrigiendo los fallos. Es recomendable comenzar con un cambio en un entorno reducido de modo que podamos corregir los problemas que vayan surgiendo para poder evitarlos cuando se implante el cambio en la totalidad del proceso o en toda la organización.
- **Fase 3. Verificar (Check).** La fase de verificación permite comparar los resultados obtenidos, contra los esperados. La verificación se da en dos momentos: mientras se implementa el proceso y cuando ya se tienen los resultados. La verificación pretende comprobar si lo que se planeó y ejecutó, cumplió efectivamente con lo esperado.
- **Fase 4. Actuar (Act).** De acuerdo con los resultados de la verificación, se deben ir haciendo los ajustes y replanteando las acciones para lograr los beneficios esperados, planteando las nuevas mejoras. Si los resultados se lograron, se debe estandarizar y sistematizar los procedimientos para asegurar el mantenimiento de los resultados.

Una vez finalizado el ciclo, si se han alcanzado los objetivos propuestos, se inicia otro ciclo con otro problema u oportunidad de mejora. En caso de que no estemos conformes con lo conseguido, se debe reiniciar el ciclo haciendo hincapié en mejorar la planificación sobre los obstáculos que no se han salvado. Cada vez que se desarrolla un ciclo iremos mejorando la calidad de la organización y las sucesivas vueltas de los ciclos se convertirán en una espiral de mejora que tenderá hacia la excelencia.

7. INDICADORES Y PLANES DE CALIDAD

Cuando evaluemos la calidad de la asistencia, contemplaremos al mismo tiempo elementos de la estructura, del proceso y de los resultados. Para ello nada mejor que recurrir a indicadores que nos ayudarán a objetivar lo subjetivo. **El indicador es el instrumento que mide la calidad de forma cuantitativa.**

Podemos hablar de indicadores internos y externos. Los primeros surgen de información disponible en la propia institución, mientras que los segundos, los externos, se refieren a la opinión de los usuarios y su nivel de satisfacción con el servicio recibido. La metodología utilizada para conocer la opinión de la calidad percibida por los usuarios suele ser a través de encuestas de satisfacción.

Los indicadores internos se pueden clasificar a su vez según la frecuencia esperada del suceso que miden. Cuando miden sucesos poco comunes, graves y que es deseable que no se repita, son **indicadores centinela**. Estos indicadores tendrán un estándar de cero, puesto que se espera que no suceda nunca, dada su gravedad. El resto de indicadores, miden sucesos frecuentes de la práctica asistencial, potencialmente mejorables.

Ejemplo de suceso centinela es la mortalidad materna durante el parto en un hospital, es algo cuyo indicador se espera que sea 0, que no ocurra nunca.

En la evaluación de la calidad, además de los indicadores debemos hablar de criterios y de estándares. **Criterio es el objetivo que queremos conseguir**, aquello que se considera buena práctica asistencial basado en la evidencia científica. **Estándar es el grado de cumplimiento que se debe exigir al criterio**. En ocasiones se fijan dos niveles, inferior y superior, para garantizar que la calidad se mantiene entres estos límites. El estándar es fijado basándose en la bibliografía sobre este tema, opinión de expertos y también en el histórico de cada uno de los centros. De esta forma:

- Los **indicadores de estructura** miden la organización y equipamiento de la institución.
- Los **indicadores de proceso** miden la actividad asistencial.
- Los **indicadores de resultado** miden la efectividad de la asistencia, el grado en que se ha obtenido aquello que se deseaba con la actividad asistencial desarrollada.

Así, la existencia de un protocolo específico sería un indicador de estructura, el cumplimiento de ese protocolo sería un indicador de proceso y el resultado de haber aplicado el protocolo sería el indicador de resultado.

Por ejemplo, la existencia de un protocolo de prevención de úlceras por decúbito, el cumplimiento de las medidas preventivas recogidas en el protocolo y la aparición de úlceras por decúbito, serían ejemplos de los tres tipos de indicadores.

Aunque pueden desarrollarse indicadores de estructura, proceso y resultado, las variaciones de la calidad de la estructura o del proceso, repercuten en los resultados. De la misma manera, podemos observar cómo variaciones en los indicadores de resultado están relacionados con variaciones en la calidad de la estructura o del proceso, aunque un resultado malo, no necesariamente deriva de un mal proceso. El concepto de seguridad es una dimensión muy importante en la calidad. Los indicadores relacionados con la seguridad del paciente permiten detectar circunstancias de potencial riesgo y prevenir eventos adversos.

El **Plan de calidad** es un documento que se elabora antes de iniciar un proyecto o actividad. En él se especifica qué instrumentos y recursos deben ser aplicados, quién debe aplicarlos y cuándo deben ser aplicados, para conseguir el objetivo del proyecto. Cada uno de los objetivos tendrá que tener desarrollado su indicador de calidad específico.

El Plan de Calidad del Sistema Nacional de Salud desarrolla las estrategias para mejorar la asistencia en nuestro ámbito sanitario. La estrategia 8 del plan de calidad establece que la seguridad en la atención sanitaria es uno de los componentes principales de la calidad y además un derecho de las personas. Algunos objetivos de esta estrategia son "promover y desarrollar la cultura de seguridad entre profesionales y pacientes", "diseñar y establecer sistemas de notificación de de incidentes relacionados con la seguridad de los pacientes", Implantar prácticas seguras" o "Promover la investigación en seguridad".

FIGURA 4

Conceptos relacionados con la Calidad Asistencial

Fuente: elaboración propia.

INDICADOR: instrumento que mide la calidad de forma cuantitativa	**CRITERIO:** objetivo que queremos conseguir	**ESTÁNDAR:** grado de cumplimiento que se debe exigir al criterio	**PAN DE CALIDAD:** documento que se elabora antes de iniciar un proyecto o actividad
• De Estructura. • De Proceso. • De Resultado. • CENTINELA	• Buena práctica asistencial en la evidencia científica.	• Bibliografía. • Opinión de Expertos. • Históricos del centro.	• Qué instrumentos y recursos se necesitan. • Quién debe aplicarlos. • Cuándo. • Objetivos → Indicadores.

8. BIBLIOGRAFÍA Y PÁGINAS WEB CONSULTADAS

- ARANAZ ANDRÉS Jesús Mª. "La calidad en los servicios sanitarios. Una propuesta general para los servicios clínicos". *Revista de Neurología*. 1999, vol. 29, nº7, p. 647-651.
- DONABEDIAN, Avedis. "The quality of care: how can it be assessed?". *Jama*. 1988, vol. 260, nº 12, p. 1743-1748.
- EFQFM [European Foundation for Quality Management]. Disponible en: http://www.efqm.org/

- España. Ministerio de Sanidad, Servicios sociales e Igualdad. "La calidad asistencial en la Unión Europea". En: *Informe Anual Sistema Nacional de Salud 2005* [en línea]. [Consulta 9-1-2018]. Disponible en: http://www.msssi.gob.es/gl/organizacion/sns/informeAnualSNS/docs/2005/Cap3CalidadAsistencialEuropa.pdf
- España. Ministerio de Sanidad, Política Social e Igualdad. Plan de calidad para el Sistema Nacional de Salud 2010 [en línea]. [Consulta 10-1-2017]. Disponible en: http://www.mspsi.es/organizacion/sns/planCalidadSNS/pdf/pncalidad/PlanCalidad2010.pdf
- FORTUNY I ORGANS, Biel. *La gestión de la excelencia en los centros sanitarios* [en línea]. Madrid: PFIZER, 2009. [Consulta 9-1-2018]. Disponible en: https://www.fundacionpfizer.org/sites/default/files/pdf/publicaciones/gestion_excelencia_centros_sanitarios.pdf
- Fundación Avedis Donabediam. Instituto Universitario-UAB. Disponible en: http://www.fadq.org/
- ISO [International Organization for Standardization]. Disponible en: http://www.iso.org/iso/home.html
- OMS [Organización Mundial de la Salud]. Sistemas de salud. Disponible en: http://www.who.int/topics/health_systems/es/
- SANZ CUESTA, T, HERRERO YUSTE, P, VÍTORES PICÓN, M. P. "El ciclo evaluativo (I)". *JANO*. 2004; vol. LXVI, nº1520.
- SESCAM [Servicio de Salud de Castilla la Mancha]. *Manual de calidad asistencial* [en línea]. 2009. [Consulta 9-1-2017]. 676 p. Disponible en: http://sescam.castillalamancha.es/sites/sescam.castillalamancha.es/files/documentos/pdf/20131017/manual_calidad_asistencial_de_la_seca.pdf
- SHAW, Charles D.; KALO, Isuf. *A background for national quality policies in health systems* [en línea]. Copenhague: WHO Regional Office for Europe, 2002. [Consulta 09-1/2018]. 53 p. Disponible en: http://apps.who.int/iris/bitstream/10665/107458/1/E77983.pdf
- The Joint Commission. Disponible en: https://www.jointcommission.org/

BLOQUE 2

GESTIÓN DEL RIESGO

CAPÍTULO 3

INSTRUMENTOS PARA LA GESTIÓN DEL RIESGO

ANEXOS

1. AMFE. ANÁLISIS MODAL DE FALLOS Y SUS EFECTOS
2. ACR. ANÁLISIS CAUSA RAÍZ
3. ANÁLISIS DE CAUSA RAÍZ. ESQUEMA DE CLASIFICACIÓN DE LOS FACTORES CONTRIBUYENTES
4. DAFO. DEBILIDADES, AMENAZAS, FORTALEZAS Y OPORTUNIDADES

Capítulo 3

INSTRUMENTOS PARA LA GESTIÓN DEL RIESGO

Autora

Patricia Rebollo Gómez

ÍNDICE

1. CONCEPTO DEFINICIÓN DE RIESGO

Podemos definir la gestión del riesgo asociado a la asistencia sanitaria como aquéllas actividades encaminadas a identificar, evaluar y reducir o eliminar el riesgo de que se produzca un efecto adverso que afecte a:

- **Las personas:** pacientes, personal sanitario, directivos y demás trabajadores.
- **Las instalaciones:** edificios, equipos y dispositivos médicos, mobiliario, medio ambiente...
- **Los recursos económicos:** inversiones, fondos de crecimiento y desarrollo, recursos de investigación...
- **El prestigio y el renombre de la institución y sus profesionales:** satisfacción del personal, reputación, propiedad intelectual, relevancia, atracción de clientes...

La asistencia sanitaria por sí misma está asociada al riesgo, a la posibilidad de que los pacientes que atendemos sufran un daño relacionado con la propia asistencia y que no esté relacionada con su patología. Por este motivo la gestión de riesgos sanitarios tiene un triple objetivo:

- Incrementar la calidad de la asistencia sanitaria.
- Mejorar la seguridad del paciente y de los profesionales.
- Disminuir los costes evitables.

FIGURA 1

Objetivos de la gestión de riesgos

Fuente: elaboración propia.

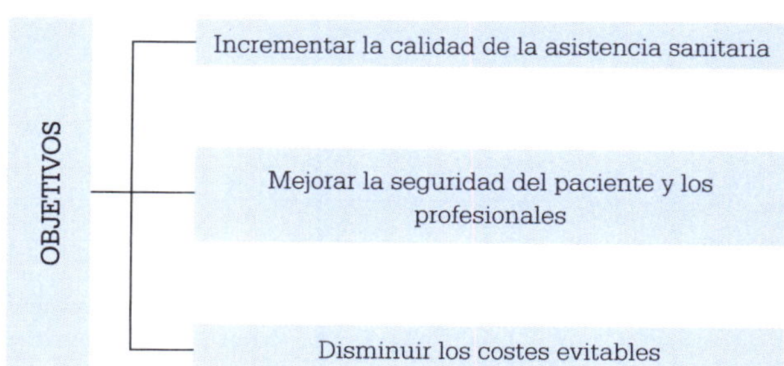

Los riesgos ligados a la asistencia sanitaria son múltiples y a pesar de ello no se gestionan de manera eficaz. Una visión global de la gestión de riesgo forma parte de una cultura de seguridad y precisa de implicación por parte de todos los profesionales. La gestión del riesgo asistencial o riesgo clínico combina tres tipos de riesgos:

- El riesgo inherente al paciente en sí mismo (relacionado con su propia enfermedad o por factores ligados al propio paciente: edad, comorbilidad etc.).
- El riesgo relacionado con las decisiones médicas, ya sean, decisiones preventivas, diagnósticas o terapéuticas.
- El riesgo ocasionado por la aplicación de las decisiones médicas y los cuidados recibidos.

Las fases establecidas para gestionar cualquier tipo de riesgo con las siguientes:

- Identificación del riesgo: acciones encaminadas a identificar todos los factores relacionados con el riesgo e intenta resolver las siguientes cuestiones → **¿Qué ha salido mal?, ¿Qué puede ir mal?, si algo sale mal... ¿Qué puede ocurrir?**
- Análisis del riesgo: acciones encaminadas a objetivar la frecuencia, la trascendencia y evitabilidad del riesgo en sí. También hace referencia a las posibles formas de actuación sobre él mismo, es decir, si podemos actuar sobre el riesgo. Intenta resolver las siguientes cuestiones → **¿Cuál es el riesgo más importante? ¿Qué riesgos son reducibles?, ¿Qué riesgo podemos eliminar?**
- Elaboración de planes de control: incluye aquellos planes cuyo objetivo es eliminar, reducir y minimizar los riesgos. Responde a las siguientes cuestiones → **¿Qué puedo y debo hacer para evitar daño y consecuencia de esos riesgos?**

TABLA 1

Fases de la gestión de riesgos

Fuente: elaboración propia.

Identificación del riesgo	¿Qué ha salido mal?, ¿Qué puede ir mal?, si algo sale mal... ¿Qué puede ocurrir?
Análisis del riesgo	¿Cuál es el riesgo más importante? ¿Qué riesgo son reducibles?, ¿Qué riesgo podemos eliminar?
Elaboración de planes de control	¿Qué puedo y debo hacer para evitar daño y consecuencia de esos riesgos?

En los sistemas sanitarios europeos la introducción de la gestión del riesgo es relativamente reciente, su inclusión dentro del sistema viene ligada al incremento de reclamaciones y demandas relacionadas con eventos adversos.

2. FASES DE LA GESTIÓN DEL RIESGO

2.1 ANÁLISIS DE SITUACIÓN Y CONTEXTO

Para poder empezar a gestionar los riesgos es imprescindible conocer nuestra situación actual y ver de dónde partimos. Si no conocemos nuestros objetivos y actividades, nuestros clientes y qué esperan de nosotros como organización, no podemos saber cuáles son los riesgos a qué nos exponemos nosotros y nuestros clientes.

Por este motivo la primera fase del ciclo de gestión de riesgo será el análisis de situación y contexto. Para entender de manera global las fases de gestión de riesgo nos ayudaremos del siguiente diagrama:

FIGURA 2

Ciclo de gestión de riesgos

Fuente: elaboración propia.

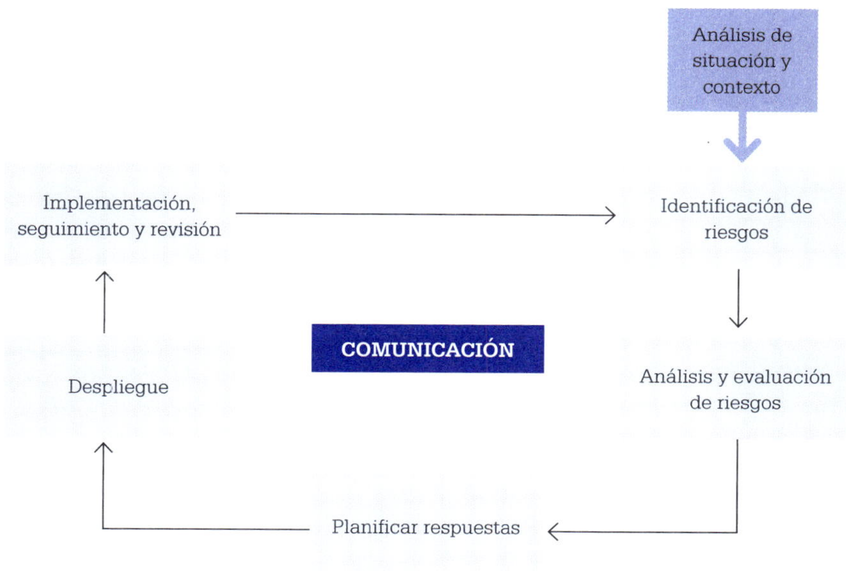

El primer paso para realizar el análisis es conocer nuestro **entorno**, es decir, quiénes somos como organización y con quién nos relacionamos.

Para conocer quiénes somos es importante conocer nuestra:

- **Misión:** hacer referencia al presente. Lo que vamos a hacer ahora
- **Visión:** hacer referencia al futuro. Nuestro objetivo, lo que queremos conseguir.
- **Valores:** hace referencia a nuestra experiencia como organización lo que nos lleva a lo que somos ahora y lo que queremos ser en un futuro.

TABLA 2

Misión, visión y valores

Fuente: elaboración propia.

Misión	Lo que hacemos AHORA
Visión	Lo que queremos conseguir en el futuro. OBJETIVO
Valores	Nuestra experiencia como organización

El segundo paso para realizar el análisis es conocer a nuestros **clientes**, tanto a nuestros clientes externos (pacientes, proveedores...) como a nuestros clientes internos (profesionales dentro de la organización).

Dentro del análisis de nuestros clientes es de vital importancia conocer qué esperan de nosotros en cuanto a calidad asistencial, experiencia, trato humano, tiempos de espera, etc. Para conocer qué esperan de nosotros se utiliza la voz del cliente y una de las herramientas más utilizadas es el QFD (Quality Function Deployment) cuya finalidad es identificar las expectativas en cuanto a calidad del cliente. En cuanto a los clientes internos la herramienta más utilizada es el DAFO (Debilidades, Amenazas, Fortalezas y Oportunidades) que sirve para conocer nuestra situación dentro de la organización y establecer una estrategia de actuación.

El tercer paso que debemos analizar es el entorno. Debemos analizar aquellos aspectos que puedan influir de manera negativa en nuestra actividad: situación económica, recursos materiales y humanos, infraestructura etc.

FIGURA 3

Análisis de situación y contexto

Fuente: https://cursos.seguridaddelpaciente.es/formacion-gestion-riesgos-herramientas-asociadas-mejora-seguridad-del-paciente/modulo-1/

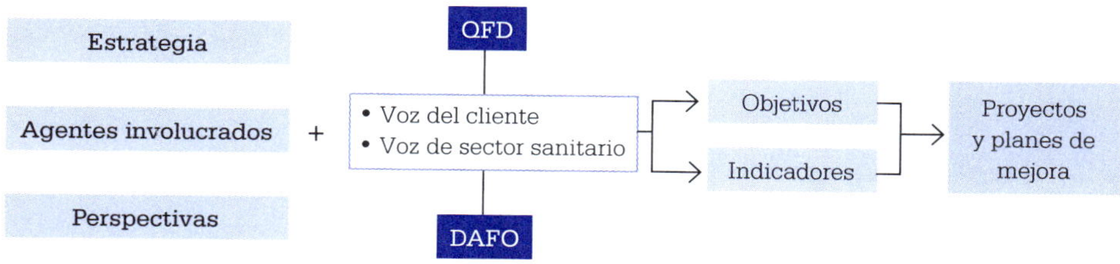

2.2. IDENTIFICACIÓN, ANÁLISIS Y EVALUACIÓN DE RIESGOS

FIGURA 4

Identificación de riesgos

Fuente: elaboración propia.

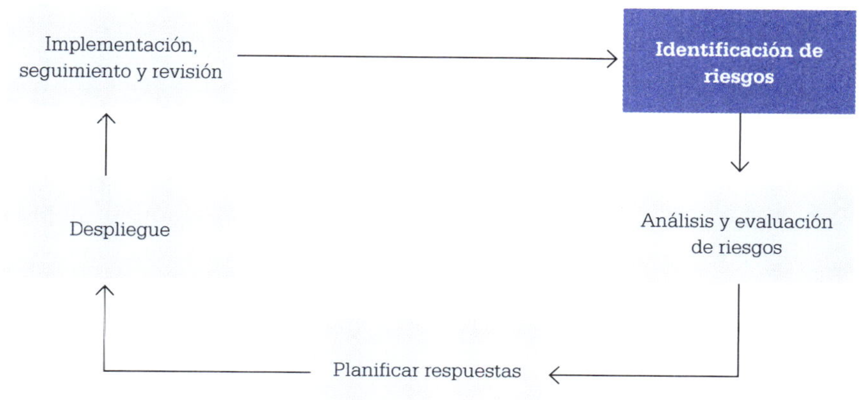

2.2.1. Identificación de riesgos

Tras el análisis de situación y contexto de nuestra organización el siguiente paso es la identificación de los riesgos. Hace referencia a objetivar aquellas situaciones que conllevan un riesgo para el paciente.

Existen dos modos para identificar el riesgo según el momento de actuación:

- **Reactivos**: una vez que el riesgo ya se ha producido.
- **Proactivos**: identificamos y prevenimos riesgos antes de que se produzcan.

Identificación de riesgos reactivos

Identificamos el riesgo en seguridad una vez que el incidente ya se ha producido. El objetivo principal es identificar qué y cómo ha ocurrido y establecer medidas para que no vuelva a suceder. Algunas de las herramientas más utilizadas para identificar este tipo de riesgos:

- **Historias clínicas:** analizar incidentes ocurridos durante el ingreso hospitalario que estén registrados dentro de la historia clínica. Algunos estudios relevantes como el estudio ENEAS utilizaron esta herramienta.
- **Conjunto Mínimo Básico de Datos (CMB):** base de datos clínico-administrativa.
- **Global Trigger Tool:** es una herramienta diseñada para la identificación de detonantes o "trigger" que identifiquen posibles eventos adversos.
- **Briefing o debriefing:** son reuniones que se realizan antes, durante o al finalizar el turno donde se exponen situaciones relacionadas con la seguridad del paciente, se identifican riesgos o en el peor de los casos, eventos adversos. Son reuniones cortas de no más de 5 minutos.
- **Sistemas de notificación:** son la fuente más importante para conocer incidentes en seguridad del paciente. Buscan obtener información sobre el incidente que ya ha acontecido; a través de estas notificaciones es posible analizar todas las áreas de riesgo y establecer medidas de mejora para que ese incidente no vuelve a ocurrir. Para que esta fuente de identificación funcione es imprescindible la implicación de todos los profesionales sanitarios por ello es importante fomentar una cultura de seguridad donde se haga hincapié en la importancia de la notificación de cualquier incidente. Ya desde organismos internaciones tales como la OMS, dentro de la Alianza Mundial para la Seguridad del Paciente, se estableció como objetivo la "elaboración de sistemas de notificación y aprendizaje para facilitar su análisis de las causas que originan errores y prevenirlos".

  Los sistemas de notificación pueden ser variados, y obligatorios (impuestos por autoridades sanitarias tales como notificación de reacciones medicamentosas o declaraciones de enfermedades obligatorias) o voluntarios (donde es el profesional que ha sido testigo o ha estado involucrado en un incidente relacionado con la seguridad del paciente el que notifica el incidente), pero todos deben tener unas características comunes y en concreto, los voluntarios deben ser:

- No punitivo: error basado en el sistema no en la persona que ha cometido el error (error activo).
- Anónimo: el notificante no tiene porqué identificarse. En algunos casos es interesante conocer la identidad del notificador para poder realizar feed-back sobre la notificación y recibir información de primera mano.
- Confidencial: el contenido de la notificación así como los datos personales no pueden ser transmitidos a terceros.

FIGURA 5

Sistemas de notificación voluntarios

Fuente: elaboración propia.

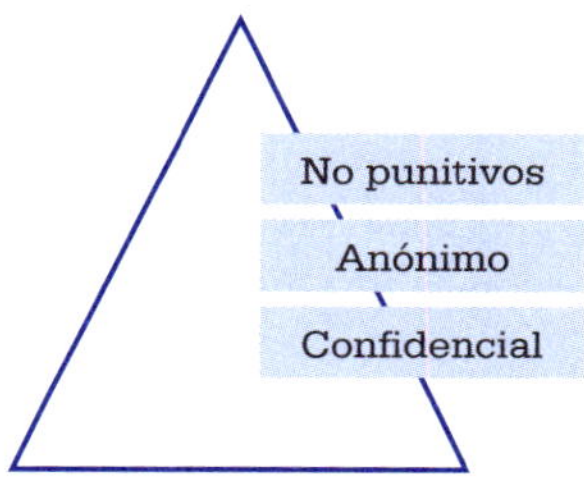

Es importante que estos eventos notificados sean analizados por expertos en un comité de seguridad del paciente, en un tiempo determinado y que el notificante reciba feed-back y objetive medidas de mejora para fomentar la implicación del profesional en la seguridad del paciente.

Sea cual sea el tipo de sistema de notificación (buzón, on-line, plataforma intranet...) es importante que contenga:

- Qué (tipo de evento).
- Cuándo (momento cronológico en el que sucede).
- Por qué (causas que facilitaron que el incidente ocurriera).
- Gravedad (el daño o no daño producido al paciente).
- Evitabilidad (si existen barreras que hubieran evitado que ese incidente ocurriera).

TABLA 3

Contenido notificación

Fuente: elaboración propia.

QUÉ	Tipo de evento
CUÁNDO	Momento cronológico en el que sucede
POR QUÉ	Causas que lo facilitaron
GRAVEDAD	Daño producido al paciente
	Daño o no daño
EVITABILIDAD	Si existieron barreras

Identificación de riesgos proactiva

Como ya hemos visto podemos identificar los riesgos una vez que hayan ocurrido. Ahora vamos a analizar otras herramientas que nos ayudan a analizar los riesgos **antes de que el incidente se produzca**, como son:

- **Lluvia de ideas:** cada miembro del equipo aporta las ideas (las fuentes de riesgo) que se le ocurran, aunque no esté seguro si son o no son correctas. Sin censura por parte del resto del equipo. Este tipo de herramientas se utiliza en problemas abiertos que puedan tener soluciones diversas.

  Consta de tres fases: la primera es la generación de ideas, donde se define el ámbito en que queremos analizar los riesgos, se informa al grupo de la normativa y se empiezan a aportar ideas apuntándose de formar literal. La segunda fase se denomina clarificación de las ideas, en la que comprenderemos aquellas ideas que hemos anotado anteriormente. Por último, la fase de evaluación de las ideas, donde desecharemos aquellas que se hayan repetido durante el proceso y acotaremos solo al área de estudio.

- **Grupo nominal:** se suele utilizar tras haber realizado el proceso de lluvia de ideas. Su objetivo es reducir la lista de riesgos a algo más "gestionable" y que se pueda asumir. Básicamente es una herramienta de votación, el grupo da prioridad a los riesgos identificados. Se seleccionan 5 ideas, se asigna 5 puntos a la que se considera más importante y 1 a la que menos. Tras realizar el recuento de puntos tendremos una lista de riesgo por prioridad de actuación.

- **Espina de pescado:** esta herramienta nos permite clasificar los procesos de riesgos global o por área y también de una forma más individualizada. Para su realización, en la cabeza colocaremos el área o el proceso donde vamos a identificar los riesgos. En las espinas principales colocaremos las diferentes categorías de riesgos agrupándolos por afinidad. En las espinas menores que parten de cada categoría pondremos los riesgos concretos o individuales que vayamos identificando.

TABLA 4

Herramientas para la Identificación Proactiva

Fuente: elaboración propia.

LLUVIA DE IDEAS	Problemas abiertas con soluciones diversas
GRUPO NOMINAL	Prioriza los riesgos identificados
ESPINA DE PESCADO	Clasifica los procesos

2.2.2. Análisis y evaluación de riesgos

FIGURA 6

Análisis y evaluación de riesgos

Fuente: elaboración propia.

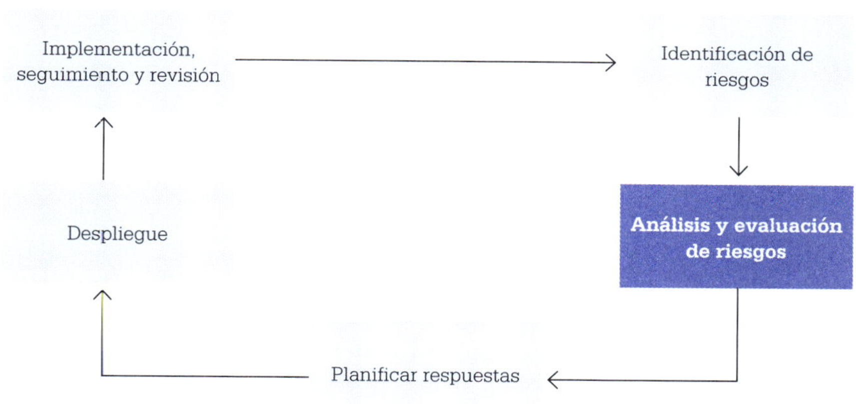

Una vez que hemos identificado los riesgos existentes el siguiente paso es analizarlos. De forma similar a cómo ocurre en la identificación, el análisis de riesgos puede realizarse de forma reactiva, es decir, el riesgo y/o el incidente ya ha ocurrido o bien podemos realizar un análisis proactivo, antes de que ocurra y de una manera preventiva.

Análisis proactivo

El análisis proactivo se realiza antes de que el riesgo y/o el incidente ocurra. El objetivo principal de este análisis es buscar, utilizando las herramientas adecuadas, los fallos que han podido ocurrir dentro del sistema encontrando el origen del error.

Las herramientas más utilizadas para realizar este análisis sistemático son:

- El Análisis Modal de Fallos y sus Efectos (AMFE).
- La Matriz de Riesgos.
- Análisis de Barreras.

AMFE. Análisis Modal de fallos y sus efectos

Es una herramienta proactiva que nos sirve para valorar fallos potenciales dentro del sistema y que tiene como objetivo principal prevenir su aparición. Es un análisis estructurado que pretende cuantificar esos posibles fallos dentro del sistema y, una vez hayan sido identificados, priorizar las acciones encaminadas o bien a minimizarlos o a eliminarlos.

En resumen, el AMFE es una herramienta para:

- Evaluar fallos potenciales dentro del sistema y buscar las causas subyacentes.
- Priorizar esos fallos potenciales según el riesgo.
- Establecer medidas para minimizar al máximo su ocurrencia o eliminarlas.

Esta metodología ha sido utilizada previamente en el ámbito industrial (aviación, automoción...) para prevenir accidentes. Sin embargo, la prevención de estos eventos o incidentes no ha sido una prioridad en el ámbito sanitario hasta las últimas décadas. **El enfoque de incidentes siempre ha recaído sobre el profesional y su acción individual, y no a un enfoque sistémico y global**. La Joint Comission on Accreditation of Healthcare Organization (JCAHO) recomienda el uso de esta herramienta incluyéndolo como estándar (Standard LD.5.2. de 2001) dentro de sus criterios de calidad.

Para empezar a realizar el análisis debemos responder a las siguientes **preguntas**:

- ¿Qué puede ir mal?
- Si algo va mal, ¿Cuál es la probabilidad de que ocurra y cuáles son sus consecuencias?
- Y... ¿Cuál es la posibilidad de que pueda detectarlo?

Durante las distintas fases del AMFE vamos a ser capaces de dar respuestas a estas preguntas.

Para utilizar esta herramienta debemos seguir las siguientes **fases:**

- Formación del grupo de trabajo para el análisis. El equipo debe ser multidisciplinar e incluir expertos que lideren el proceso.
- Identificación de la cuestión a analizar.
- Identificación detallada de las fases del proceso. Para esta fase es imprescindible el uso de gráficas que nos ayuden a analizar todo el proceso.
- Análisis de fallos, posibles causas y efectos, y métodos de detección.
- Calcular la prioridad de cada riesgo. Para ello puntuaremos la gravedad del efecto, la probabilidad de que ocurra y la posibilidad que tenemos de detectarlo.
- Selección e implantación de acciones de mejora y evaluación de resultados encaminadas a la prevención.

FIGURA 7

Fases del AMFE

Fuente: elaboración propia.

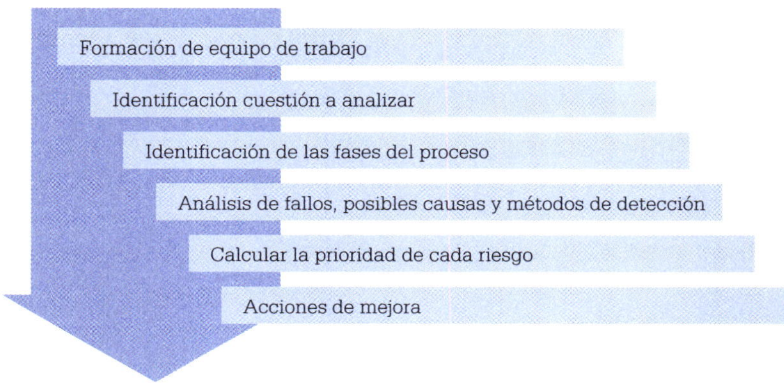

El AMFE ha sido utilizado en el ámbito sanitario para la detección de fallos. A pesar de ser una herramienta de análisis sistemática, su uso es complejo y consume mucho tiempo. Es imprescindible la presencia en el equipo de alguien experto que pueda liderar el proceso. Para más información sobre esta herramienta véase Anexo 1 de Instrumentos, página 111.

Matriz de riesgo

Es una herramienta de análisis proactivo que clasifica los riesgos agrupándolos según su nivel de importancia, o bien, por su probabilidad de que vuelva a ocurrir (**ocurrencia**) o bien, por el impacto que pueda producir en el caso de que ocurra (**gravedad**). Es una herramienta sencilla y muy intuitiva para comunicar resultados. Se puntúan ambos factores, tanto ocurrencia como gravedad, dando un valor de 1 a 5 siendo 1 muy bajo y 5 muy alto. El producto de ambos factores se compara en una tabla predeterminada donde están definidos los niveles de riesgo y según estos, se asocian medidas preventivas que pueden ser urgentes u obligatorias.

TABLA 5

Tabla de gravedad y probabilidad de la matriz de riesgo

Fuente: Tutorial y herramientas de apoyo. Gestión y mejora de la seguridad de pacientes. Ministerio de Sanidad y Consumo. Disponible en: https://www.seguridaddelpaciente.es/es/formacion/tutoriales/gestion-riesgos-mejora-seguridad-paciente/

			Gravedad				
			Muy baja	Baja	Media	Alta	Muy alta
Probabilidad	Muy alta	5	5	10	15	20	25
	Alta	4	4	8	12	16	20
	Media	3	3	6	9	12	15
	Baja	2	2	4	6	8	10
	Muy baja	1	1	2	3	4	5

	Riesgo muy grave. Medidas preventivas urgentes.
	Riesgo importante. Medidas preventivas obligatorias.
	Riesgo apreciable.
	Riesgo marginal

Análisis de barrera

Es una herramienta para determinar qué barreras podrían introducirse para mejorar la seguridad con el objetivo de prevenir eventos adversos. Estas barreras pueden ser de cuatro tipos, enumeradas de menor a mayor efectividad, serían:

- Administrativas

Como serán por ejemplo la elaboración de procedimientos, protocolos, la formación, o el uso de la doble firma.

- Acción humana

> Como será por ejemplo comprobar la temperatura de agua antes de sumergir a un paciente, o el uso del check-list.

- Naturales

> Como por ejemplo verificación doble, con intervalo de tiempo y por dos personas.

- Físicas

> Como el uso de códigos de barras, accesos restringidos con lector de identidad o vasos sellados para medicación.

FIGURA 8

Análisis de barreras

Fuente: elaboración propia.

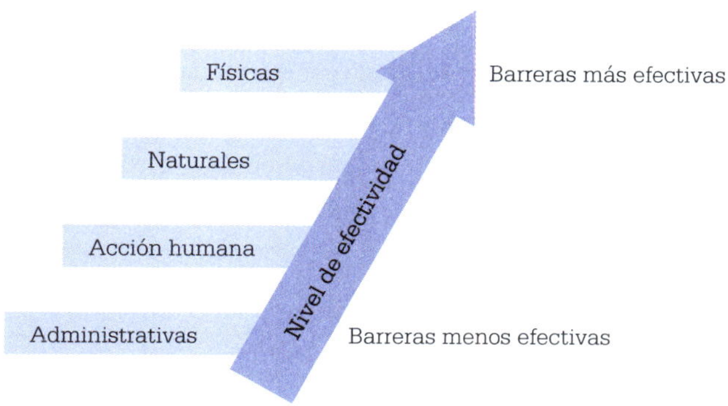

Análisis reactivo

"Equivocarse es humano. Ocultar los errores es una estupidez. No aprender de ellos, imperdonable"
Sir Liam Donaldson
(Presidente de la Alianza Mundial para la Seguridad del Paciente)

Tras la publicación de "Errar es humano" hubo un cambio significativo en el enfoque del error dentro del ámbito sanitario. Con los avances de las últimas décadas hemos pasado de una asistencia simple y más segura a una asistencia más tecnológica, más compleja y llena de riesgos. Chantler decía: "La medicina hasta hace unos años había sido simple, inefectiva y relativamente segura. Ahora es compleja, efectiva y potencialmente peligrosa".

Este análisis, al contrario que el anterior, se va a realizar a posteriori, es decir, el riesgo o el incidente ya ha ocurrido. La herramienta más utilizada es el Análisis Causa-Raiz (ACR) que se desarrollará a continuación. Para realizar este análisis sistemático debemos manejar otras herramientas que nos servirán de apoyo para este análisis.

ACR. Análisis Causa-Raíz

El ACR es una herramienta fundamental para el análisis reactivo. Fue desarrollado al igual que el AMFE en el ámbito industrial (transporte, química y nuclear) como sistema para investigar accidentes graves y objetivar los errores latentes.

En el ámbito sanitario los primeros en utilizar esta herramienta fueron Bagian en el Department of Veterans Affairs (VA) de EEUU, organizaciones tales como la Joint Commission on Accreditation of Healthcare Organizations (JCAHO) o, en el caso del Reino Unido, la National Patient Safety Agency (NPSA).

En 1997 es la JCAHO quien incorpora la necesidad de realizar análisis de **sucesos centinela** (evento adverso que produce la muerte de un paciente o la pérdida de una función). Esta organización emite y actualiza periódicamente una lista de sucesos. Igual que ocurre con el AMFE, la JCAHO pide a los centros que el ACR se realice en un periodo no superior a 45 días desde que se objetiva el incidente. En el caso del Reino Unido, la NPSA (NHS) publicó una guía para ayudar a los profesionales "Seven steps to patient safety", que, en su sexto paso, hace referencia a cómo utilizar la herramienta ACR.

En la atención sanitaria un incidente o evento adverso no ocurre por una solo causa sino por la intervención de diferentes factores o circunstancias que desencadenan el error. Por este motivo es importante diferenciar entre el **"error activo"**, que son el último error cometido individualmente por la persona que ejecuta y los **"errores latentes"** o **"causa raíz"**, que son todos esos fallos subyacentes que están dentro del sistema y que intervienen en la aparición del efecto adverso. El objetivo fundamental del ACR es encontrar ese error latente o causa raíz para poder eliminarlo y evitar que ese incidente vuelve a ocurrir.

Por ejemplo, un profesional comete un error grave de medicación administrando un fármaco incorrecto y produce un daño sobre el paciente (=el error activo), pero el origen de este error puede ser la sobrecarga asistencial, prescripción incorrecta, falta de formación (=errores latentes).

Por lo tanto, el ACR es una herramienta para investigar de forma sistemática (más allá del propio individuo) las causas subyacentes y el entorno en que se produjo un evento adverso. Se pretende aprender de los eventos adversos para eliminarlos o reducir su probabilidad de ocurrencia al mínimo posible.

Los **objetivos** del ACR son:

- Identificar factores que contribuyeron a riesgos ocurridos (o que estuvieron a punto de ocurrir pero se pudieron evitar).
- Investigar a posteriori QUÉ, CÓMO, POR QUÉ ocurrió, en busca de ese error latente o causa raíz.

El ACR es una herramienta enfocada en el sistema. Como hemos visto anteriormente, la causa raíz de los riesgos suele ser una combinación de varios factores. Este hecho se ilustra usando el modelo de queso suizo.

FIGURA 9

Queso suizo J. Reason

Adaptado de: Tutorial y herramientas de apoyo. Gestión y mejora de la seguridad de pacientes. Ministerio de Sanidad y Consumo. Disponible en: https://cursos.seguridaddelpaciente.es/formacion-gestion-riesgos-herramientas-asociadas-mejora-seguridad-del-paciente/modulo-4/

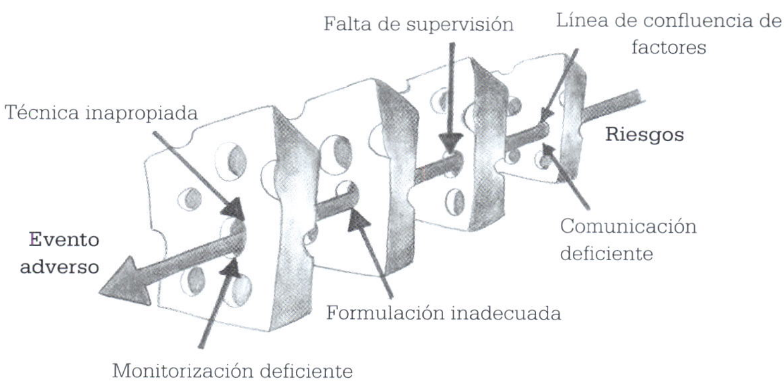

Basándose en este modelo una premisa fundamental es, **evitar la culpabilidad del individuo y centrarla en el sistema**.

Para seguir la metodología ACR, vamos a seguir las siguientes **fases**:

- **Fase 1. Identificación del suceso**

  Organizaciones tales como la JCAHO o NPSA señalan que deben ser estudiados todos los "sucesos centinela", es decir, cuando el incidente ha llegado al paciente produciéndole un daño grave.

FIGURA 10

Fases del ACR

Fuente: elaboración propia.

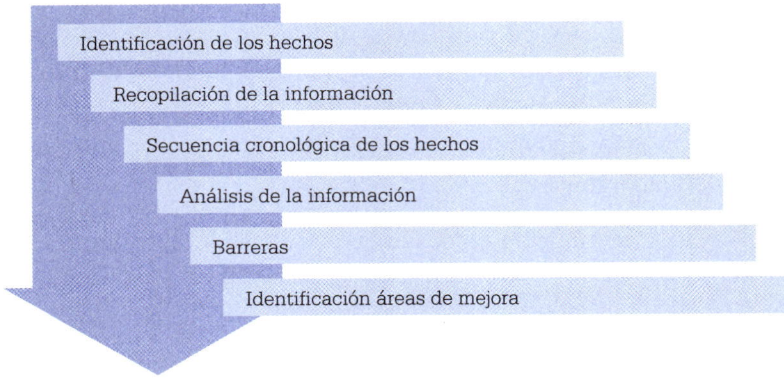

En la siguiente Tabla se muestran algunos ejemplos de sucesos centinela:

TABLA 6

Ejemplos de sucesos centinela

Fuente: elaboración propia.

• Fallecimiento inesperado potencialmente evitable.
• Suicidio de un paciente en un centro sanitario.
• Fallecimiento de un recién nacido a término.
• Muerte materna.
• Pérdida de función permanente no relacionada con la evolución.
• Cirugía en localización equivocada.
• Reacción hemolítica postransfusional.
• Olvido de material tras intervención.
• Dosis excesiva de radioterapia.
• Hiperbilirrubinemia neonatal severa.
• Muerte de paciente en la sala de espera de Urgencias.
• Retraso de un tratamiento.
• Caída de paciente con lesión.
• Error grave de medicación.
• Efecto adverso relacionado con anestesia.
• Shock anafiláctico en paciente ingresado.
• Violación o maltrato sexual.
• Confusión de documentación en quirófano o en pruebas diagnósticas de riesgo.
• Errores graves en documentación clínica.
• Informe anatomopatológico equivocado.

- **Fase 2. Recopilación de información**

La información recogida puede ser recabada en diferentes fuentes de información:

- Datos administrativos: revisar toda la documentación clínica del paciente (historia clínica, traspaso de información, hoja de prescripción, pruebas...)
- Entrevistas: con los profesionales implicados. Nos aporta información subjetiva de qué sucedió y por qué. Muy útil para obtener factores contribuyentes.
- Equipos utilizados: estado de los mismos cuando ocurrió el incidente, registros de mantenimiento y calibración y procedimientos vigentes.
- Contexto ambiente: visitar el lugar donde ocurrió. Se puede observar el entorno, el equipo y cómo funciona el servicio.

FIGURA 11

Fuentes información ACR

Fuente: elaboración propia.

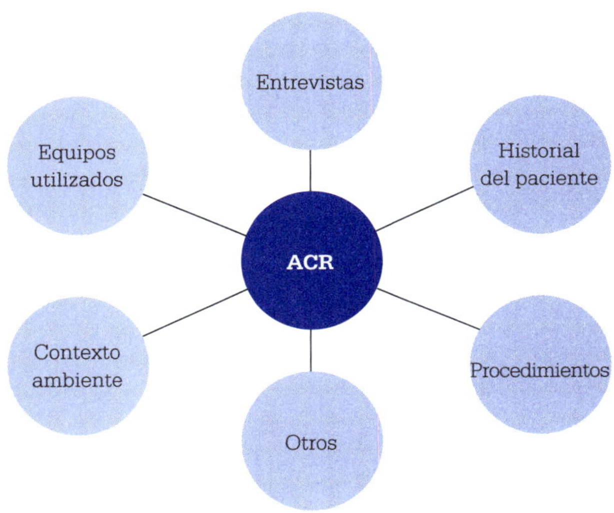

- **Fase 3. Secuencia cronológica de los hechos**

Tras obtener toda la información referente al incidente es necesario ordenarla para poder tener una visión global. Es imprescindible conocer la secuencia cronológica y realizarla conjuntamente con los profesionales involucrados.

Existen herramientas muy útiles para realizar la secuencia cronológica de los hechos tales como:

- Árbol de decisión.
- Cronología narrativa y tabla cronológica.
- Línea de tiempo.
- Tabla persona-tiempo.

FIGURA 12

Tabla cronológica

Fuente: elaboración propia.

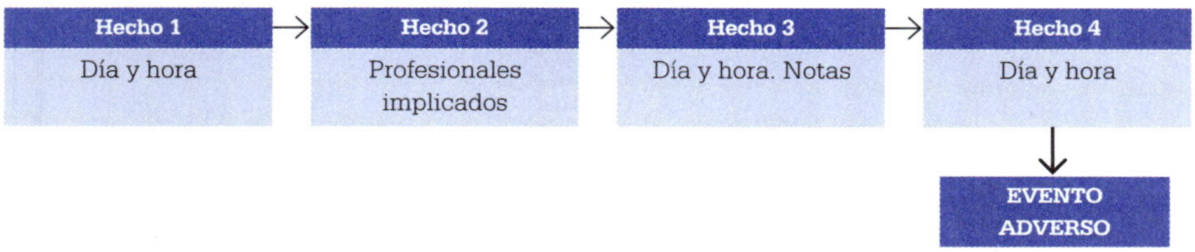

(Para ampliar información acerca de estas herramientas consultar documento Anexo 2: Herramientas de ayuda ACR, pág. 123).

- **Fase 4. Análisis de la información (de causas, factores contribuyentes, barreras)**

En primer lugar una vez hayamos ordenado los hechos es momento de identificar y analizar las **causas subyacentes**. Es importante distinguir:

- Causas próximas: cercanas al contacto con el paciente. Relacionadas con los profesionales que realizan su trabajo a "pie de cama".
- Causas más profundas: origen de las causas próximas.
- Causas subyacentes o raíz: se agrupan en diferentes categorías y también son denominadas "factores contribuyentes". La NSA-NHS del Reino Unido identificó los factores contribuyentes que pueden verse en el Anexo 3 (pág. 135).

Para cada uno de las causas identificadas será necesario considerar los **factores contribuyentes**: si el aspecto es causante (raíz del problema) o influyente.

Para esta fase de la metodología ACR son útiles algunas herramientas:

- Lluvia de ideas: recopilación de todas las ideas aportadas por el grupo. No desechar ninguna idea y agrupar. Es utilizada en problemas abiertos que pueden tener varias soluciones. Consta de varias fases para su creación:

TABLA 7

Fases de la lluvia de ideas

Fuente: elaboración propia.

FASE 1	FASE 2	FASE 3
Generación de ideas	**Clarificación de ideas**	**Evaluación**
Detallar el proceso. Aportación de causas y factores. No desechar ninguna idea.	Objetivar la causa y factores relacionados con el proceso.	Eliminar repeticiones. Detectar ideas fuera del evento adverso. Agrupar ideas similares y útiles para el proceso.

- Grupo nominal: realizar tras la realización de la lluvia de ideas. Se recopila la información más relevante y se somete a votación.
- Diagrama de espina de pescado: en la cabeza de pescado se coloca el evento adverso y en cada una de las espinas los diferentes tipos de factores.

FIGURA 13

Diagrama espina de pescado

Fuente: www.seguridaddelpaciente.es

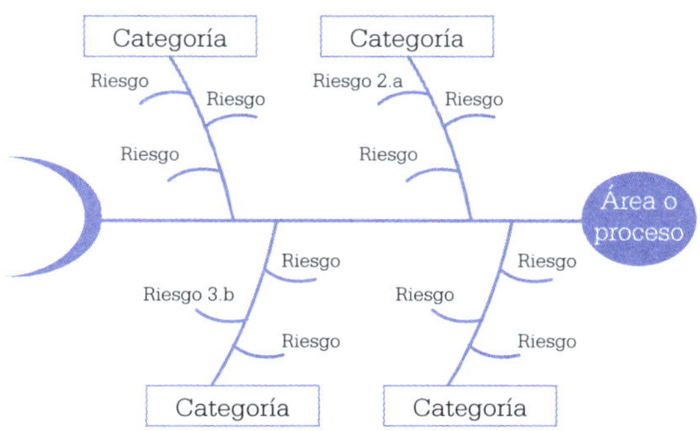

- Diagrama de los por qué en cascada: ir preguntando el por qué de la causa y repetir consecutivamente. Suelen aparecer factores que podemos tener en cuenta.

FIGURA 14

Diagrama de los porqués en cascada

Fuente: www.seguridaddelpaciente.es

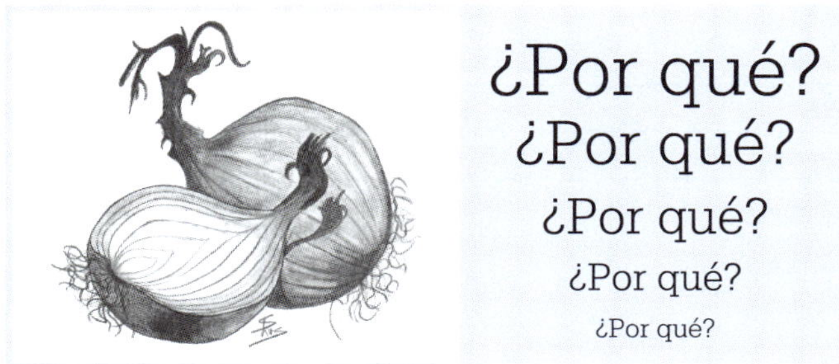

A continuación sería recomendable identificar las **barreras:** qué elementos podrían haber evitado el evento adverso. Esta etapa es opcional pero altamente recomendable para a posteriori poder implementar medidas de mejora. Se define barrera como "control o medida para prevenir daños y aumentar la seguridad del sistema" por tanto este análisis va a determinar que barreras deberían haber estado presentes para evitar que el evento adverso ocurriese. Recordemos, que las barreras podían ser físicas, naturales, humanas o administrativas tal y como se ha visto anteriormente.

- Fase 5. Identificación de áreas de mejora

La finalidad del ACR es analizar el evento adverso y sus causas subyacentes para evitar que el evento vuelva a suceder o minimizar su impacto. Para llegar a este último punto es imprescindible identificar estas áreas de mejora para gestionar eficazmente el riesgo.

Es función del equipo identificar las causas y los factores, pero no siempre pueden dar solución a todos los problemas, ya que, nos encontramos con barreras físicas, institucionales, económicas, etc.

Por este motivo, en muchos casos se recomienda la acción correctiva y el seguimiento de la misma.

Para que todo el trabajo realizado en las etapas anteriores no quede "en balde" es necesario que sean visibles esas posibles soluciones, de esta manera se motivará a todos los profesionales a seguir trabajando en la línea de mejora de la Seguridad del Paciente. La NPSA-NHS en su guía "La seguridad del paciente en siete pasos" recomienda para esta fase de implementación de medidas de mejora, tener en cuenta:

- Objetivos de la implementación: trasladar lecciones y cambios para incorporarlos a nuestros procesos, soluciones realistas.
- Aprendizaje activo: introducir lo aprendido en nuestra cultura y práctica diaria.
- Potenciar un entorno de aprendizaje y mejora continua.
- Compartir las buenas prácticas.

2.2.3. Planificación de respuestas

FIGURA 15

Planificación de respuestas

Fuente: elaboración propia

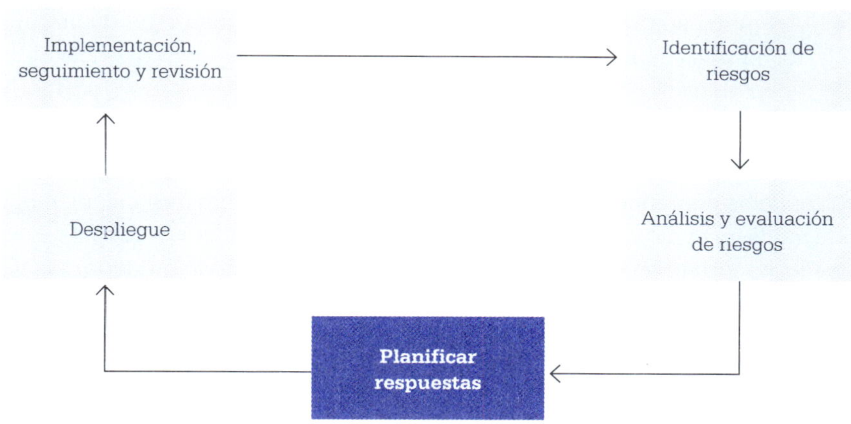

Una vez que hemos identificado, analizado y evaluado los riesgos todavía nos quedan los pasos más difíciles dentro de la gestión de riesgos: planificar respuestas y finalmente implementarlas.

Para llegar a esta materialización de nuestro esfuerzo el primer paso es planificar las diferentes respuestas que vamos a ser capaces de dar. Para ello, necesitamos realizar un estudio de evitabilidad de los riesgos que vamos a planificar. De esta manera nos vamos a encontrar con riesgos evitables, reducibles o inevitables.

Es obvio que como organización no vamos a ser capaces de hacer frente a todos los riesgos, por ello, vamos a priorizar nuestra intervención cuanto mayor sea el riesgo. Para realizar la priorización de estos riesgos vamos a responder a las siguientes preguntas:

- ¿Qué riesgos vamos a prevenir o minimizar?
- ¿Qué nivel de riesgos aceptamos?
- ¿Cómo vamos a reaccionar si suceden?

Estas preguntas van a ser nuestras **entradas** (estrategias, tabla de riesgos, causa raíz) y las respuestas que obtengamos, van a ser nuestras **salidas**. Las respuestas pueden ser de diferentes tipos:

- Evitar el riesgo: eliminándolo o eliminando la actividad que lo produce.
- Controlar el riesgo o mitigar sus efectos: prevenimos nuevas apariciones o minimizamos su impacto sobre el paciente.
- Trasferir el riesgo: contratamos un seguro para cubrir económicamente el riesgo que no podemos evitar (seguro de responsabilidad civil) o externalizar la actividad.
- Aceptamos el riesgo: conocemos que el riesgo se puede producir y no intervenimos para prevenirlo. Cuando el riesgo está reducido a unos mínimos aceptables o es inevitable.

Planes de contingencia

Son planes predefinidos que nos permiten reaccionar ante riesgos que han sido identificados en el momento que ocurren. Tienen que ser planes que todos los profesionales conozcan y que tenga predeterminado una asignación de tareas y responsabilidad. Es importante actualizarlos y revisarlos.

Ejemplo: refuerzos de personal en picos asistenciales, previsiones de suministro de material por parte de fuentes externas a nuestra organización etc.

2.2.4. Despliegue

Esta fase abarca todo el proceso de comunicación relacionada con los planes diseñados en el paso anterior. Durante la misma vamos a:

- Comunicar a toda la organización todos los riesgos detectados en cada área.
- Establecer los planes prioritarios.
- Asignar funciones y responsabilidades de las respuestas que hemos planificado anteriormente.

- Asignar los recursos necesarios para poder llevar a cabo las respuestas.

FIGURA 16

Despliegue

Fuente: elaboración propia

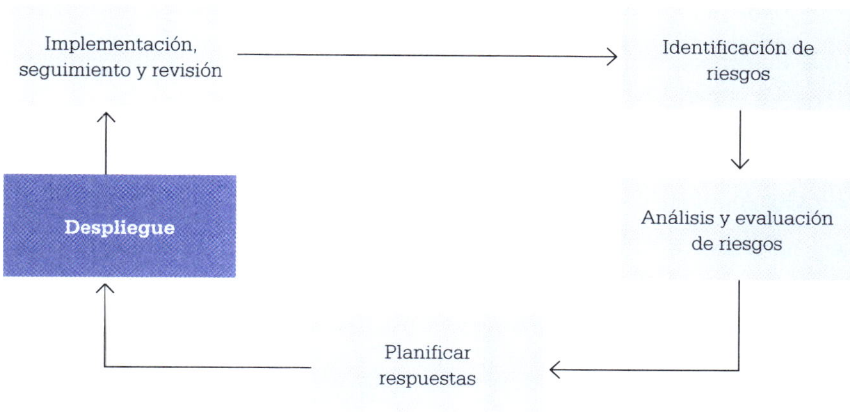

Para que esta fase sea exitosa debemos contar con la participación de todos los profesionales involucrados en nuestra organización. Cada uno de ellos tiene un papel fundamental. Solo así conseguiremos forjar una cultura de seguridad donde exista un circuito fluido de comunicación y trabajo en equipo. Pero además, no solo es importante la participación e involucración de todos los profesionales, sino también de un **liderazgo sólido**. Cuando el profesional ve plasmado su problema o riesgo, en planes y áreas de mejora, se da respuesta a esa participación en el proceso y por tanto se fomenta la notificación y comunicación de eventos adversos. Esto se consigue dejando de lado un sistema punitivo, fomentando la idea de "aprender de los errores".

2.2.5. Implementación

En esta última fase la organización incorpora los conocimientos adquiridos durante el proceso a su práctica diaria. Para ello es fundamental **la comunicación y una política que apueste por una buena gestión del riesgo**. La NPSA-NHS marca objetivos para esta fase:

- Trasladar las lecciones aprendidas a nuestros procesos (a nuestra práctica habitual).
- Respuestas realistas y asumibles en cuanto a costes.
- Introducir de forma paulatina estos cambios.

Además, esta guía de los 7 pasos aporta "claves" para que esta fase sea exitosa:

- Estimular al cambio y la innovación.
- Potenciar un buen clima de trabajo compartiendo las lecciones aprendidas.
- Mejora continua.
- Empezar por cambios sencillos.

Una vez implementado, es necesario, realizar su seguimiento y evaluación. Para ello debemos:

- Ir incorporando nuevas ideas a estos procesos, procedimientos, protocolos.
- Gestionar los cambios.
- Actualizar la formación de los profesionales con los nuevos procedimientos.
- Analizar si pueden llevarse a cabo estos procedimientos en otras áreas asistenciales.

FIGURA 17

Implementación

Fuente: elaboración propia

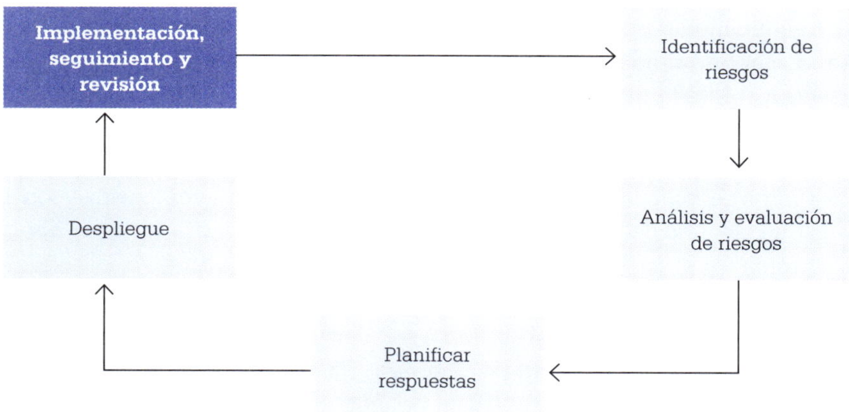

Aunque esta sea la última fase de la gestión de riesgo hay que mencionar que durante todo el proceso tiene que estar presente la comunicación. Nuestro objetivo principal será informar a todo el personal involucrado del estado del plan de riesgo, haciéndoles partícipes del mismo.

3. BIBLIOGRAFÍA

- AGENCE NATIONALE D'ACCRÉDITATION ET D'ÉVALUATION EN SANTÉ. *Principes méthodologiques pour la gestion des risques en établissement de sante* [en línea]. Agence nationale d'accréditation et d'évaluation en santé. París: ANAES, 2003. [Consulta 10-1-2018]. Disponible en: https://www.has-sante.fr/portail/

- AIBAR REMÓN, Carlos; ARANAZ ANDRÉS, Jesús Mª. "La gestión del riesgo". En: *Seguridad del paciente y prevención de eventos adversos* [en línea]. Ministerio de Sanidad y Consumo. [Consulta 10-1-2018]. Disponible en: https://www.seguridaddelpaciente.es/formacion/tutoriales/MSCCD1/contenidos/unidad6.1.html

- ASPEN, P; et al (ed.). *Patient Safety: achieving a safer stándar of care*. Washintong DC.: National Academy of Science, 2004.

- CHANTLER, Cyril. "The role and education of doctors in the delivery of health care". *The Lancet*. 1999, vol. 353, nº 9159, p. 1178-1181.

- España. Ministerio de Sanidad y Consumo. Secretaría General de Sanidad. Dirección General de la Agencia de Calidad del Sistema Nacional de Salud. Estudio Nacional sobre los Efectos Adversos ligados a la Hospitalización. ENEAS 2005 [en línea]. Madrid: Ministerio de Sanidad y Consumo. Centro de publicaciones, 2006. [Consulta 10-1-2018]. Disponible en: https://www.msssi.gob.es/organizacion/sns/planCalidadSNS/pdf/excelencia/opsc_sp2.pdf

- España. Ministerio de Sanidad, Servicios Sociales e Igualdad. Formación en gestión de riesgos y mejora de la seguridad del paciente [en línea]. [Consulta 10-1-2018]. Disponible en: https://cursos.seguridaddelpaciente.es/formacion-gestion-riesgos-herramientas-asociadas-mejora-seguridad-del-paciente/

- España. Real Decreto 1344/2007 de 11 de octubre, por el que se regula la farmacovigilancia de medicamentos de uso humano. *BOE*, de 1 de noviembre de 2007, nº 262, pp. 44631-44640. Disponible en: https://www.boe.es/buscar/doc.php?id=BOE-A-2007-18919

- España. Resolución de 22 de diciembre de 1981, de la Dirección General de Salud Pública, por la que se modifica la lista de enfermedades de declaración obligatoria. *BOE*, de 15 de enero de 1982, nº 13, pp. 907. Disponible en: https://www.boe.es/boe/dias/1982/01/15/pdfs/A00907-00907.pdf

- Institute for Healthcare Improvement. [Consulta 10-1-2018]. Disponible en: http://www.ihi.org/resources/Pages/Tools/IHIGlobalTriggerToolforMeasuringAEs.aspx
- JCAHO [Joint Commission on Accreditation of Healthcare Organizations]. Sentinel Event Policy And Procedures. Disponible en: https://www.jointcommission.org/sentinel_event_policy_and_procedures/
- MARTÍNEZ LÓPEZ, Francisco José. "La gestión de riesgos sanitarios y los derechos de los pacientes: la Ley 41/2002. Notas para un programa de gestión de riesgos". *Administración Sanitaria*. 2003, vol. 1, nº 3, p. 487-512.
- MARTÍNEZ LÓPEZ, Francisco José; RUIZ ORTEGA, José María. *Manual de gestión de riesgos sanitarios*. Madrid: Ediciones Díaz de Santos, 2001.
- MCDONALD, Kathryn M.; et al. Measures of Patient Safety Based on Hospital Administrative Data-The Patient Safety Indicators. Technical Review Number 5. AHRQ Publication No. 02-0038. *Center for Healthcare Policy and Research*, 2002.
- NCPS [National Center for National Safety]. The Basics of Healthcare Failure Mode and Effect Analysis [en línea]. [Consulta 10-1-2018]. Disponible en: https://www.patientsafety.va.gov/docs/hfmea/FMEA2.pdf
- NHS [National Patient Safety Agency]. Seven steps to patient safety: The full reference guide. [En línea]. Londres: NHS NPSA, 2004. [Consulta 9-1-2011]. Disponible en: http://www.nrls.npsa.nhs.uk/resources/collections/seven-steps-to-patient-safety/?entryid45=59787
- RECIO, M.; et al. *Gestión y mejora de la seguridad del paciente: Tutorial y herramientas de apoyo*. Madrid: Ministerio de Sanidad y Consumo, 2007.
- WALSHE, K. "The development of clinical risk management". En: VINCENT, Charles (ed.). *Clinical risk management: Enhancing patient safety*. Londres: BMJ books, 2001. P. 45-60.
- WHO [World Health Organization]. World Alliance for Patient Safety. [En línea]. Ginebra: World Health Organization, 2009. [Consulta 09/01/2017]. Disponible en: http://www.who.int/patientsafety/worldalliance/en/

ANEXOS

Autora

Patricia Rebollo Gómez

1. AMFE. ANÁLISIS MODAL DE FALLOS Y SUS EFECTOS

1.1. INTRODUCCIÓN

Es la herramienta para el análisis de riesgos **proactivo** más utilizada y extendida. Su objetivo es identificar posibles riesgos para evitar que el evento adverso ocurra.

Esta herramienta se ha adquirido del ámbito industrial donde se utilizaba para la prevención de accidentes de automoción. En el ámbito sanitario no se empieza a utilizar hasta la década de los noventa. Es en 2001 cuando la JCAHO (Joint Commission on Accreditation of Healthcare Organizations) recomienda el uso de esta herramienta para mejorar la seguridad del paciente de forma proactiva e incluye como premisa para conseguir la acreditación del Standard LD 5.2 la identificación de modo de fallo y sus posibles efectos.

1.2. OBJETIVOS

- Prevención de eventos adversos mediante la identificación de posibles fallos en el sistema.
- Minimizar o eliminar riesgos.
- Aumentar cultura de seguridad.

Durante todas las etapas de la herramienta que veremos a continuación, vamos a ir resolviendo las siguientes preguntas que indicamos en la Tabla 1:

TABLA 1

Preguntas durante las etapas

Fuente: elaboración propia.

¿Qué puede ir mal?	FALLOS
¿Cómo pueden fallar?	MODOS DE FALLO
¿Por qué fallan, por qué ocurre?	CAUSAS
Si ocurriera. ¿Qué consecuencias puede tener ese fallo?	EFECTOS
Si ese fallo ocurre. ¿Qué impacto tiene sobre el paciente?	GRAVEDAD
¿Cuál es la probabilidad de qué ese fallo ocurra?	OCURRIENCIA
¿Puedo detectarlo?	DETECCIÓN

1.3. FASES DEL AMFE

Para conseguir contestar a las preguntas anteriormente mencionadas vamos a seguir sistemáticamente las siguientes fases:

FIGURA 1

Fases del AMFE

Fuente: elaboración propia.

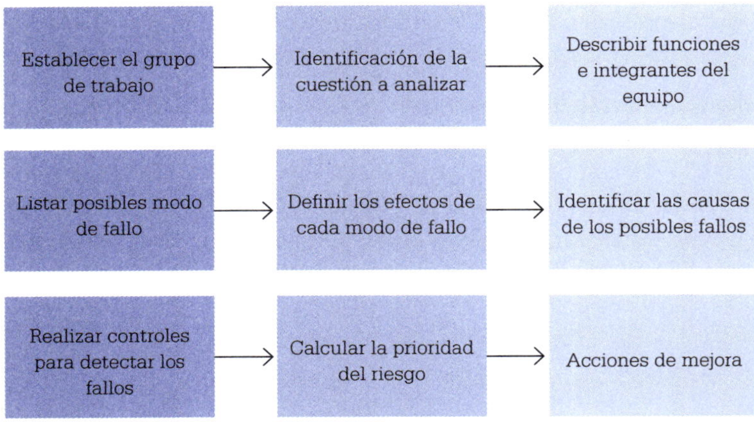

1.3.1. Establecer el grupo de trabajo

El grupo de trabajo debe ser interdisciplinar y formado por personal involucrado en el tema a analizar y por personal experto en la metodología AMFE. Hay que estar seguros de haber incluido en el proceso a todos aquellos que puedan estar involucrados en el mismo, ya que serán una figura fundamental para identificar fallos dentro del mismo.

1.3.2. Identificación del riesgo

Es el principio del proceso y nos va a marcar toda la metodología. Hay que ser estrictos en la elección del tema a analizar porque no todos los problemas de seguridad pueden analizarse. Hay que elegir aquellos problemas de seguridad que puedan tener un mayor impacto. Es aconsejable empezar por procesos sencillos. Para identificar aquellos problemas de seguridad sobre los que queremos actuar, nos podemos ayudar de otras herramientas tales como: lluvia de ideas, diagrama de pescado, etc.

Por ejemplo podemos plantearlo previo a iniciar una nueva técnica.

1.3.3. Describir las funciones o componentes que integran el proceso (riesgo)

Una vez que ya hemos identificado el proceso que queremos analizar, el siguiente paso es esquematizar y secuenciar las distintas etapas que lo componen. Podemos utilizar para ello representaciones gráficas, diagramas de flujo o flow charts. En esta fase vamos a poder tener una visión global de todo el proceso.

1.3.4. Lista los modos de fallo potenciales de cada

Ya hemos identificado qué proceso queremos analizar, hemos secuenciado todas las etapas que lo componen y ahora debemos buscar todos los posibles fallos qué podemos encontrar en esta secuencia. Nos podemos preguntar **"¿Qué puede ir mal?"**. Este listado de posibles fallos tiene que ser realizado por personal experto y con conocimiento del proceso para que no se pasen por alto fallos con menor incidencia, pero existentes en el mismo.

Para esta fase podemos ayudarnos de lluvia de ideas.

Ejemplo de listado de modo de fallo:

TABLA 2

Modos de fallo

Fuente: elaboración propia.

Proceso	Modo de fallo
Nuevas incorporaciones de enfermería en UCI	• Varias incorporaciones a la vez. • Competencias. • Aparataje. • Sobrecarga asistencial.

1.3.5. Definir los efectos de cada modo de fallo

Para cada modo de fallo que hemos identificado debemos analizar QUÉ EFECTO supondría en el paciente o en la organización, que este fallo apareciera en el proceso (Tabla 3).

1.3.6. Identificar causas

En esta fase del AMFE debemos analizar las causas que originan cada uno de los modos de fallos que hemos identificado en la primera fase (Tabla 4).

TABLA 3

Efecto

Fuente: elaboración propia.

Modo de Fallo	Efecto
Sobrecarga asistencial	Falta de cumplimiento de tareas.
	Errores en general.
	Estrés.
	Menor tiempo de docencia y aprendizaje.
	Falta de supervisión.
Coincidencia de nuevas incorporaciones	Menor tiempo de docencia.
	Menor tiempo de supervisión.
	Mayor nivel de estrés.
	Mayor probabilidad de errores en realización de procedimientos y cuidados.

TABLA 4

Causas

Fuente: elaboración propia.

Modo de Fallo	Efecto	Causas
Sobrecarga asistencial	Falta de cumplimiento de tareas.	Ratio personal/paciente bajo.
	Errores en general.	Complejidad de los pacientes elevada.
	Estrés.	Varios ingresos simultáneos.
	Menor tiempo de docencia y aprendizaje.	Absentismos imprevistos.
	Falta de supervisión.	
Coincidencia de nuevas incorporaciones	Menor tiempo de docencia.	Mala planificación.
	Menor tiempo de supervisión.	
	Mayor nivel de estrés.	Absentismos imprevistos.
	Mayor probabilidad de errores en realización de procedimientos y cuidados.	

1.3.7. Realizar controles para detectar cada modo de fallo

Como último paso antes de poder priorizar nuestra actuación debemos pensar si existe algún mecanismo o herramienta que sea capaz de detectar el error antes de que ocurra o si ocurre, al menos antes de que se produzca el daño. Vamos a llamar a esta fase: **detección.**

TABLA 5

Detección

Fuente: elaboración propia.

Modo de Fallo	Efecto	Causas	Método de detección
Sobrecarga asistencial	Falta de cumplimiento de tareas.	Ratio personal/ paciente bajo.	Medir indicadores de complejidad y gravedad de los pacientes.
	Errores en general.	Complejidad de los pacientes elevada.	Medición de ratio personal/paciente.
	Estrés.	Varios ingresos simultáneos.	Medir índice de ocupación.
	Menor tiempo de docencia y aprendizaje.	Absentismos imprevistos.	
	Falta de supervisión.		
Coincidencia de nuevas incorporaciones	Menor tiempo de docencia.	Mala planificación.	Previsión de traslados.
	Menor tiempo de supervisión.		
	Mayor nivel de estrés.	Absentismos imprevistos.	Revisión de planillas.
	Mayor probabilidad de errores en realización de procedimientos y cuidados.		

1.3.8. Índice o número de prioridad de riesgo: IPR o NPR

Ya hemos identificado todos los posibles fallos, sus causas, el efecto y si podemos detectarlas o no. Ahora es el momento de **priorizar los riesgos** con los que primero debemos trabajar. Para ello vamos a utilizar escalas del 1 al 10, siendo 10 máxima gravedad, ocurrencia o que no puedo detectar el fallo. Cada miembro del grupo de trabajo otorgará a cada modo de fallo una puntuación. Los parámetros que vamos a valorar van a ser los siguientes:

- **Valoración de la gravedad (G):** mide el efecto del modo de fallo, es decir, el impacto en el paciente o en la organización si ese fallo ocurriera (Tabla 6).
- **Valoración de la ocurriencia, aparición (A):** vamos a dar un valor numérico a la probabilidad de que ese fallo ocurra (Tabla 7).

- **Valoración de la detección (D):** vamos a valorar y medir la capacidad que tiene el sistema de controlar que el modo de fallo ocurra (Tabla 8).

TABLA 6

Valoración de la gravedad

Fuente: www.seguridaddelpaciente.es

Gravedad	G	
Evento catastrófico	10	El fallo puede causar muerte o lesiones.
Efectos para el paciente		Muerte o pérdida permanente de la función (sensorial, motora, fisiológica o intelectual), suicidio, reacción transfusional hemolítica, cirugía en paciente en lugar equivocado, secuestro infantil o entrega de un bebé a la familia errónea.
Evento importante	7	El fallo incide de manera importante en el paciente.
Efectos para el paciente		Lesiones permanentes de la función (sensorial, motora, fisiológica o intelectual), desfiguración, necesidad de intervención quirúrgica, aumento de la estancia o de la intensidad de la atención para 3 o más pacientes.
Evento moderado	4	El fallo incide de manera moderada/leve en el paciente.
Efectos para el paciente		Aumento de la estancia o de la intensidad de la atención para 1 o 2 pacientes.
Evento menor	1	El paciente no percibirá el fallo, ni se incrementará su estancia o nivel de atención.
Efectos para el paciente		Sin lesiones ni aumento de la estancia ni necesidad de aumentar el nivel de atención.

TABLA 7

Probabilidad de aparición

Fuente: www.seguridaddelpaciente.es

Aparición	A	
Frecuente	10	Probable aparición de forma inmediata o en un corto periodo de tiempo (puede suceder varias veces en un año).
Ocasional	7	Es probable que ocurra (varias veces en 1 o 2 años).
Infrecuente	4	Aparición posible (puede suceder en alguna ocasión en 2 a 5 años).
Remoto	1	Aparición improbable (puede ocurrir alguna vez en un periodo superior a 5 años).

TABLA 8

Valoración de la detección

Fuente: www.seguridaddelpaciente.es

Detección D	
10	No existe ninguna técnica de control disponible o conocida y/o no está prevista ninguna.
7	Los controles tienen una efectividad leve o baja.
4	Los controles tienen una efectividad moderadamente alta o alta.
1	Se cuenta con métodos probados de detección: detectarán la existencia de un defecto con casi total seguridad.

Cálculo del Número de Prioridad de Riesgo, NPR

Una vez hemos hecho estas tres valoraciones vamos a proceder a calcular el índice o número de prioridad de riesgo (IPR o NPR). El valor va a ser definido por el producto obtenido en gravedad, aparición y detección.

El resultado nos va a permitir ordenar los riesgos según su gravedad, frecuencia o si fuera indetectable. A mayor NPR, mayor prioridad de ese modo de fallo (Tabla 9).

NPR = G x A x D

1.3.9. Implantar acciones de mejora

Para los modos de fallo en los que hayamos obtenido un NPR o IPR elevado o que su gravedad sea alta, es imprescindible desarrollar **estrategias de prevención e implementar acciones de mejora**. Estas acciones estarán destinadas, o bien a eliminar la causa que origina el fallo, a minimizar su frecuencia, o en su defecto, mitigar lo máximo posible el efecto sobre el paciente o el sistema.

Como por ejemplo barreras físicas, rediseñar protocolos, mejorar recursos humano, materiales o de infraestructura, etc.

A parte de implantar medidas de mejora, hay que diseñar un **plan de contingencia** en caso de que el modo de fallo ocurriera.

Como por ejemplo refuerzo de personal en un pico asistencial donde la carga de trabajo no es asumible.

TABLA 9

Proceso global

Nombre del Sistema (Título):	NUEVAS INCORPORACIONES DE PERSONAL AL S.M.I. DEL HOSPITAL DE FUENLABRADA
Responsable (Dpto. / Área):	GT en Seguridad del Paciente de UCI HFLR
Respnsable de AMFE (persona):	GT

<table>
<tr><th>Función o Componente del Servicio</th><th>Modo de Fallo</th><th>Efecto</th><th>Causas</th><th>Método de detección</th></tr>
<tr><td rowspan="16">NUEVAS INCORPORACIONES</td><td rowspan="3">Informática</td><td>Pérdida de tiempo</td><td rowspan="3">Desconocimiento de sistema Informático</td><td rowspan="3">Determinar conocimientos previos</td></tr>
<tr><td>Errores en tratamiento y cuidados</td></tr>
<tr><td>Errores en registros</td></tr>
<tr><td rowspan="5">Aparataje</td><td>Errores en tratamiento</td><td rowspan="5">Desconocimiento de funcionamiento y mantenimiento de los aparatos</td><td rowspan="5">Determinar conocimientos previos</td></tr>
<tr><td>Pérdida de tiempo</td></tr>
<tr><td>Errores de interpretación</td></tr>
<tr><td>Errores de registro</td></tr>
<tr><td>Mal mantenimiento</td></tr>
<tr><td rowspan="4">Procedimientos / Circuitos / Competencias</td><td>Retraso en realización de procedimientos/ circuitos</td><td>Ausencia o mal plan de acogida</td><td rowspan="2">Supervisión</td></tr>
<tr><td rowspan="2">Errores en realización de procedimientos y cuidados</td><td>Desconocimiento de procedimientos, circuitos y competencias</td></tr>
<tr><td>Falta o poca supervisión</td><td rowspan="2">Capacidad de selección de personal</td></tr>
<tr><td>Omisión de competencias o asunción de competencias que no corresponden</td><td>Personalidad</td></tr>
<tr><td rowspan="4">Relaciones personales y clima de trabajo</td><td>Estrés</td><td>Personalidad</td><td>Conocimiento de la Unidad y supervisión</td></tr>
<tr><td>Desmotivación</td><td>Ausencia o mal liderazgo</td><td>Encuestas de satisfacción</td></tr>
<tr><td>Poca ayuda y colaboración</td><td>Mala comunicación</td><td rowspan="2">Conocimiento de las personas</td></tr>
<tr><td>Aislamiento / falta de trabajo en equipo</td><td>Problemas no resueltos</td></tr>
</table>

Fecha AMFE:	
Fecha Revisión:	

G gravedad	O ocurrencia	D detección	**NPR** inicial	Acciones recomend.	Responsable	Acción tomada	G gravedad	O ocurrencia	D detección	**NPR** final
			0							0
			0							0
			0							0
			0							0
			0							0
			0							0
			0							0
			0							0
			0							0

TABLA 9 *(Continuación)*

Proceso global

<table>
<tr><th>Función o Componente del Servicio</th><th>Modo de Fallo</th><th>Efecto</th><th>Causas</th><th>Método de detección</th></tr>
<tr><td rowspan="13">NUEVAS INCORPORACIONES</td><td rowspan="5">Sobrecarga asistencial</td><td>Falta de cumplimiento de tareas</td><td>Ratio personal/ paciente bajo</td><td>Medir indicadores de complejidad y gravedad de los pacientes</td></tr>
<tr><td>Errores en general</td><td>Complejidad de los pacientes elevada</td><td>Medición de ratio personal/paciente</td></tr>
<tr><td>Estrés</td><td>Varios ingresos simultáneos</td><td rowspan="3">Medir índice de ocupación</td></tr>
<tr><td>Menor tiempo de docencia y aprendizaje</td><td rowspan="2">Absentismos imprevistos</td></tr>
<tr><td>Falta de supervisión</td></tr>
<tr><td rowspan="4">Coincidencia de nuevas incorporaciones</td><td>Menor tiempo de docencia</td><td rowspan="2">Mala planificación</td><td rowspan="2">Previsión de traslados</td></tr>
<tr><td>Menor tiempo de supervisión</td></tr>
<tr><td>Mayor nivel de estrés</td><td rowspan="2">Absentismos imprevistos</td><td rowspan="2">Revisión de planillas</td></tr>
<tr><td>Mayor probabilidad de errores en realización de procedimientos y cuidados</td></tr>
<tr><td rowspan="4">Bagaje personal (teórico y práctico)</td><td>Errores</td><td>Inexperiencia</td><td rowspan="2">Determinar conocimientos y experiencia previos</td></tr>
<tr><td>Estrés</td><td>Ausencia o mal plan de acogida</td></tr>
<tr><td>Omisión de competencias o asunción de competencias que no corresponden</td><td>Ausencia de tiempo para la formación</td><td rowspan="2">Supervisión</td></tr>
<tr><td>Realización de procedimientos, protocolos y tareas de manera diferente a la establecida en la Unidad</td><td>Falta de conocimientos</td></tr>
<tr><td colspan="5">Valores de G entre 1 y 10; Valores de O entre 1 y 10; Valores de D entre 10 y 1 (Ver tablas de Valoración en el tutorial).</td></tr>
</table>

G gravedad	**O** ocurrencia	**D** detección	**NPR** inicial	Acciones recomend.	Responsable	Acción tomada	**G** gravedad	**O** ocurrencia	**D** detección	**NPR** final

NOTA: este es un ejemplo de ACR cedido por el GT de Seguridad del Hospital de Fuenlabrada. Con el fin de proteger la confidencialidad, no se utilizan la valoración en números de esta tabla.

1.4. BIBLIOGRAFÍA

- AIBAR REMÓN, Carlos; ARANAZ ANDRÉS, Jesús Mª. "La gestión del riesgo". En: *Seguridad del paciente y prevención de eventos adversos* [en línea]. Ministerio de Sanidad y Consumo. [Consulta 10-1-2018]. Disponible en: https://www.seguridaddelpaciente.es/formacion/tutoriales/MSCCD1/contenidos/unidad6.1.htmlh

- The Joint Commission. *Failure Mode and Effects Analysis in Health Care: Proactive Risk Reduction*. OakbrookTerrace, Ill: Joint Commission Resources, 2002. 148 p.

- JCAHO [Joint Commission on Accreditation of Healthcare Organizations]. Sentinel Event Policy and Procedures. Disponible en: https://www.jointcommission.org/sentinel_event_policy_and_procedures/

- PAPARELLA, Susan. "Failure mode and effects analysis: a useful tool for risk identification and injury prevention". *Journal of Emergency Nursing*. 2007, vol. 33, nº 4, p. 367-371.

- RECIO, M.; et al. *Gestión y mejora de la seguridad del paciente: Tutorial y herramientas de apoyo*. Madrid: Ministerio de Sanidad y Consumo, 2007.

2. ACR. ANÁLISIS CAUSA RAÍZ

2.1. INTRODUCCIÓN

Dentro del ciclo de gestión de riesgos, una vez que hemos identificado el riesgo vamos a analizarlo y evaluarlo. En este anexo vamos a ampliar los conocimientos sobre la herramienta más utilizada para el análisis reactivo: **el Análisis Causa Raíz (ACR).** Como ya hemos mencionado, es un análisis a posteriori, una vez que el suceso ya ha ocurrido. Su objetivo es analizar el por qué y evitar su recurrencia.

El ACR es un proceso sistemático de investigación retrospectiva de eventos adversos cuyo objetivo es determinar los factores subyacentes o las causas principales que han contribuido para que ocurra. Se centra en el análisis de las condiciones latentes (sistemas y procesos), más que en conductas individuales. Su finalidad es identificar y desarrollar medidas de mejora para disminuir la probabilidad de que vuelva a ocurrir en el futuro

Vamos a desarrollar la metodología del ACR basándonos en guías internacionales desarrolladas por la NPSA (Agentica de Seguridad del Paciente de Reino Unido) y la JCAHO (Joint Commission on Accreditation of Healthcare Organizations) las cuales otorgan directrices para el desarrollo de la herramienta.

Según la JCAHO este análisis debe ser riguroso y creíble, teniendo como objetivo:

- **Identificar** los factores que contribuyeron a que el evento adverso ocurriera.
- **Investigar** a posteriori qué, cómo, por qué, para encontrar la raíz del problema.
- **Orientar** los resultados obtenidos para implantar medidas de mejora.

FIGURA 1

Queso J. Reason (2000). Errar es humano

Adaptado de: Tutorial y herramientas de apoyo. Gestión y mejora de la seguridad de pacientes. Ministerio de Sanidad y Consumo. Disponible en: https://cursos.seguridaddelpaciente.es/formacion-gestion-riesgos-herramientas-asociadas-mejora-seguridad-del-paciente/modulo-4/

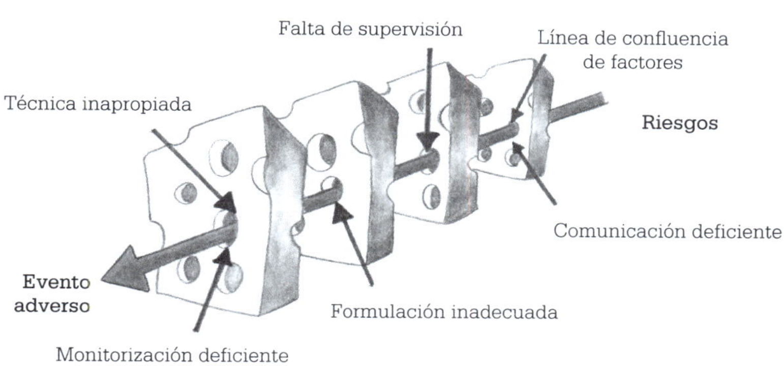

2.2. OBJETIVO

- Aprender de los riesgos ocurridos (eventos adversos) para eliminarlos o reducir su probabilidad/impacto en el futuro.
- Identificar los factores que contribuyeron a riesgos ocurridos o a punto de ocurrir y eventos adversos.
- Investigar a posteriori qué, cómo y por qué ocurrió en busca de la causa raíz del problema.
- Orientar los resultados a reducir el nivel de riesgos o a hacer el sistema más fuerte.

2.3. FASES DEL ACR

Debe costar de 6 fases claramente definidas.

2.3.1. Identificación del suceso

Se deben analizar aquellos hechos inesperados que han ocurrido en el proceso asistencial y que producen o pueden producir muerte o lesión grave física o psíquica, es decir, un **suceso centinela**.

Las fuentes de información más utilizadas son por ejemplo la detección en la práctica clínica, informes de incidencias de supervisión, sistema de notificación voluntaria u obligatoria, reclamaciones, etc.

Durante el proceso de análisis nos vamos a poder ayudar de diferentes herramientas identificadas en la siguiente tabla:

TABLA 1

Herramientas de ayuda

Investigar el evento adverso	• Tabla cronológica. • Tabla persona-tiempo. • Línea del tiempo.
Identificar los factores contribuyentes	• Espina de pescado. • Preguntas por qué en cascada. • Análisis de barreras.

No todos los sucesos centinela son susceptibles al análisis; hay que tener en cuenta que los susceptibles de análisis son aquellos que pueden ser evitables con condiciones latentes, y que son fáciles de evitar, o con factores contribuyentes frecuentes que pueden ocasionar daño otra vez. Ejemplos de suceso centinela:

Ejemplos sucesos centinela:

- Fallecimiento inesperado potencialmente evitable.
- Suicidio de un paciente en un centro sanitario.
- Fallecimiento de un recién nacido a término.
- Muerte materna.
- Pérdida de función permanente no relacionada con la evolución.
- Cirugía en localización equivocada.
- Reacción hemolítica postransfusional.
- Olvido de material tras intervención.
- Dosis excesiva de radioterapia.
- Hiperbilirrubinemia neonatal severa.
- Muerte de paciente en la sala de espera de Urgencias.
- Retraso de un tratamiento.
- Caída de paciente con lesión.
- Error grave de medicación.
- Efecto adverso relacionado con anestesia.
- Shock anafiláctico en paciente ingresado.
- Violación o maltrato sexual.
- Confusión de documentación en quirófano o en pruebas diagnósticas de riesgo.
- Errores graves en documentación clínica.
- Informe anatomopatológico equivocado.

2.3.2. Formación del grupo de trabajo

Es importante que el grupo de trabajo esté formado por personas involucradas en el suceso que vamos a analizar con formación específica en este tipo de análisis y con una asignación precisa de tareas. Es interesante que el grupo sea multidisciplinar para tener una perspectiva más amplia del suceso y de los distintos procesos del mismo.

Se necesita la designación de un coordinador del grupo, que establezca un calendario de reuniones, designe las tareas, realice un acuerdo de confidencialidad, redacte el informe final, etc.

2.3.3. Recogida de información

Podemos recoger información de la documentación clínica, a través de entrevistas, examen de las instalaciones o revisión de equipos. Debemos buscar información sobre la fecha, hora y día de la semana donde ocurrió el suceso, características del paciente y los factores relacionados. Debemos indagar en los servicios involucrados, grado de competencia y calificación del personal, problemas de comunicación, asignación de tareas y/o protocolos. Además, debemos analizar **factores relativos al entorno de trabajo.**

Como por ejemplo el equipamiento y su mantenimiento, dispositivos médico quirúrgicos, instalaciones y condiciones ambientales.

Vamos también a analizar **el contexto institucional** haciendo referencia a la capacidad de la organización, restricciones económicas o satisfacción del personal.

TABLA 2

Recogida de información

Fuente: elaboración propia.

Documentación clínica	• Entrevista. • Examen de las instalaciones. • Revisión de equipos.
Cronología del suceso	• Fecha y hora. • Día de la semana. • Dónde ocurrió. • Características del paciente.
Profesionales	• Servicios involucrados. • Grado de competencia. • Competencia del personal. • Problemas de comunicación. • Asignación de tareas.
Entorno de trabajo	• Equipamiento y su mantenimiento. • Dispositivos médico quirúrgicos. • Instalaciones. • Condiciones medioambientales.

2.3.4. Descripción del efecto. Mapa de hechos

Una vez recogida la información, hay que cartografiar la misma, para que podamos tener una visión de todo el conjunto.

Para esto podemos utilizar tablas de narración cronológica de hechos o tablas de ocupación persona-tiempo.

FIGURA 2

Mapa de hechos

Fuente: elaboración propia.

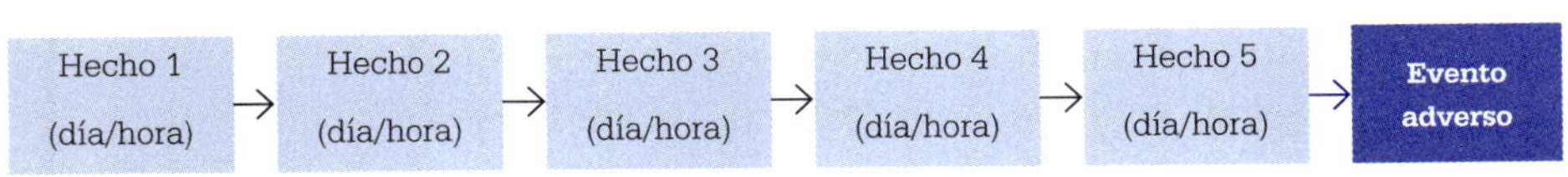

2.3.5. Análisis de causas y factores contribuyentes

Una vez reconstituidos los hechos hay que identificar y analizar las causas subyacentes. Para su análisis se utiliza la clasificación de factores realizada por Patient Safety Agency, NPSA, reflejado en la Tabla 3.

TABLA 3

Factores contribuyentes NPSA

Fuente: www.seguridaddelpaciente.es. Factores contribuyentes NPSA.

Factores del paciente	Incluyen aquéllos aspectos que son específicos para cada paciente, o pacientes involucrados en el evento adverso. Se agrupan con factores sociales y culturales.
Factores individuales	Son los aspectos únicos y específicos de cada persona involucrada en el evento adverso. Incluye aspectos psicológicos, familiares, relaciones laborales. Ej. Salud general, discapacidades físicas, fatiga, stress, depresión, falta de atención, baja autoestima…
Factores de tarea	Son aquéllos que ayuda y apoyan el desarrollo seguro y efectivo de las funciones relacionadas con los procesos sanitarios. Ej. Protocolos no actualizados, no seguir las guías, falta de disponibilidad de ayudas, difícil acceso, información incompleta, las guías no pueden llevarse a cabo por falta de tiempo…
Factores sociales y de equipo	Son aspectos relacionados con los distintos tipos de formas de comunicación. Ej. Congruencia de rol o función no definidos, liderazgo ineficaz, apoyo y factores culturales (reacción inadecuada del equipo frente a incidentes de seguridad del paciente).
Factores de formación y entrenamiento	La disponibilidad y calidad de los programas formativos a disposición del personal pueden afectar directamente a su competencia y al desarrollo de sus funciones. Ej. Destrezas inadecuadas, tiempo de experiencia corto, desconocimiento de la tarea, falta de supervisión, falta de formación básica.
Factores de equipamiento y recursos	Se considera recursos al personal bien entrenado, como el dinero invertido para implantar programas de formación, compra de nuevo equipamiento. Ej. Información incorrecta o ilegible, situación o lugar incorrecto, equipamiento no familiar, manual de usuario inadecuado…
Condiciones de trabajo	Son todos aquéllos factores que afectan a la capacidad de trabajar en condiciones óptimas en el puesto de trabajo. Ej. Diseño inadecuado, nivel de ruido excesivo, temperatura inadecuada, iluminación deficiente, ratio inadecuado, uso excesivo de personal temporal, rotación excesiva…
Factores organizativos y estratégicos	Son factores adquiridos o propios de la organización. Ej. No existen responsabilidad definida, las prioridades no están orientadas a seguridad del paciente, no hay liderazgo basado en el ejemplo…

Hay que diferenciar entre causas próximas al paciente y causas más profundas que originan las primeras. Para esto, son útiles herramientas tales como el grupo nominal, lluvia de ideas o las gráficas más utilizadas como el diagrama de Ishikawa.

FIGURA 3

Diagrama de Ishikawa

Fuente: www.seguridaddelpaciente.es

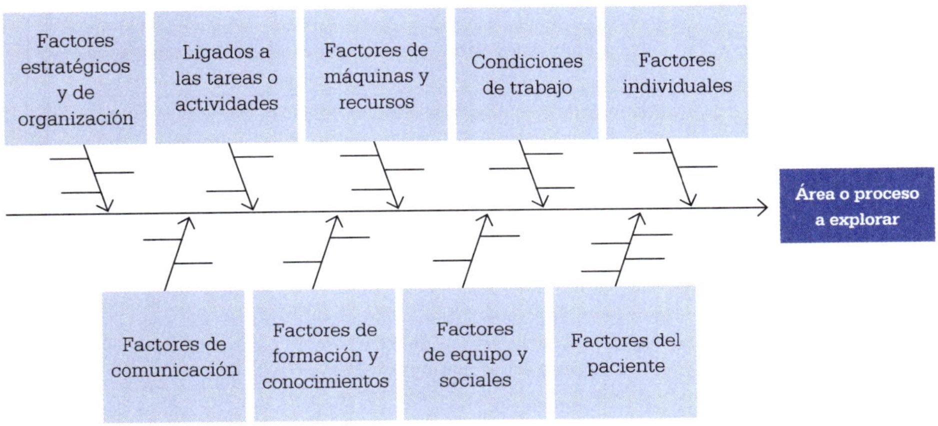

2.3.6. Desarrollo de soluciones y plan de acción

La finalidad de un ACR es aplicar las medidas necesarias para evitar la ocurrencia de cualquier evento adverso o bien minimizar el riesgo a lo mínimo aceptable. Estas medidas deben concretarse en un plan de actuación y toda la organización las debe conocer. Las actividades deben estar definidas y deben ser revisadas por los responsables asignados. Como complemento es de gran utilidad implementar **"barreras preventivas"**.

Tales como por ejemplo check-list, códigos de barras, doble identificación, etc.

2.4. HERRAMIENTAS ASOCIADAS AL ACR

Estas herramientas nos van a ser útiles en el proceso de realización del ACR, bien para investigar una vez hay ocurrido el evento adverso o bien, para proponer posibles causas y factores contribuyentes. En la siguiente tabla se hace referencia del uso de las diferentes herramientas:

TABLA 4

Objetivo del uso de herramientas asociadas a ACR

Fuente: elaboración propia.

	Herramienta
Investigar	• Árbol de decisión. • Tabla cronológica. • Línea del tiempo. • Tabla persona-tiempo.
Proponer causas y factores	• Lluvia de ideas. • Grupo nominal.
Identificar causas y prevenir	• Espina de pescado. • Análisis barrera (reactivo). • Preguntas por qué en cascada. • Análisis de cambios.

2.4.1. Para investigar el evento adverso

Árbol de decisión

Se realiza una serie de preguntas al personal involucrado en el evento adverso acerca de acciones, motivos y comportamientos: **¿Qué?, ¿Por qué? NO se utiliza el quién**. Aborda posibles acciones individuales del profesional involucrado (Figura 4).

Tabla cronológica

Es una herramienta sencilla donde se refleja la "historia" de lo que ha sucedido ordenado por fecha y tiempo. Es muy útil para temas sencillos y para iniciar temas más complejos; además, es fácil de utilizar.

TABLA 5

Tabla cronológica

Fuente: elaboración propia.

Tabla cronológica	Fecha/hora	Fecha/hora
¿Qué pasó? ¿Cómo se actuó?		
¿Qué se hizo bien? ¿Qué funcionó bien?		
¿Qué falló?		

FIGURA 4

Árbol de decisión

Fuente: https://cursos.seguridaddelpaciente.es/courses/cur001/modulo004/Arbol%20de%20decision%20de%20incidentes.pdf

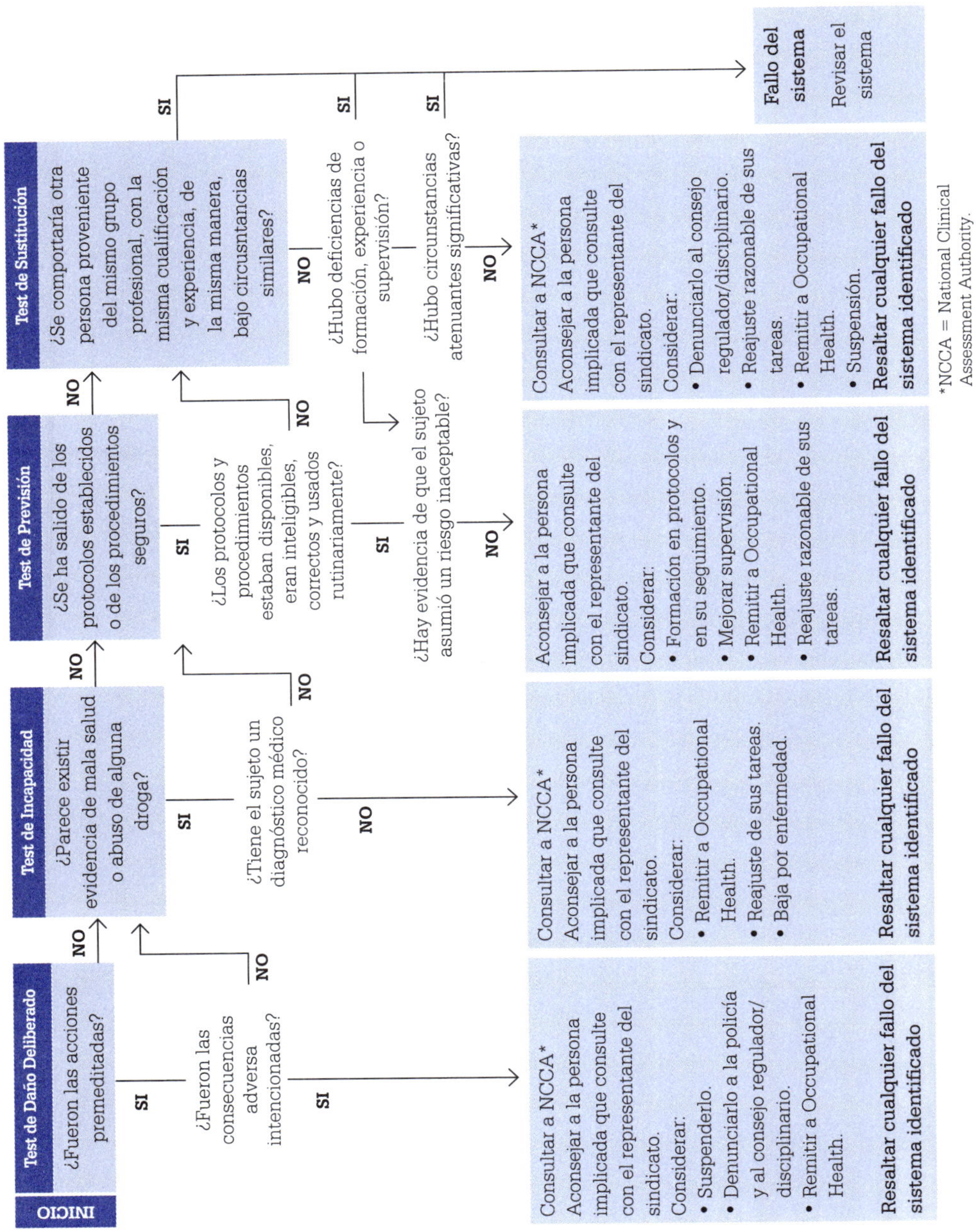

4.1.3. Línea del tiempo

Es una herramienta sencilla donde se representa gráficamente lo que ocurrió en cada instante del tiempo. Reconstruye los hechos más relevantes.

4.1.4. Tabla persona-tiempo

Es una herramienta que realiza un seguimiento del lugar dónde se encontraba cada persona implicada en el evento adverso. Es útil para periodos de tiempo cortos y en el que parece que han acontecido muchas cosas. Es importante que el número de personas involucradas no sea elevado.

TABLA 6

Tabla persona-tiempo

Fuente: elaboración propia.

Miembro del equipo asistencial	22:00	22:05	22:07	22:10
Enfermera	Con paciente	Con otro paciente	Con otro paciente	Con otro paciente
Auxiliar de Enfermería	Con otro paciente	Con paciente	Con otro paciente	Con paciente
Intensivista	Despacho médico	Despacho médico	Despacho médico	Con paciente
Celador	Con otro paciente	Con otro paciente	Con otro paciente	Con paciente
Residente medicina	Con otro paciente	Con otro paciente	Con otro paciente	Con paciente

2.4.2. Para proponer causas y factores contribuyentes

Entendemos por causa, aquello que produjo el evento adverso y que su ausencia reducirá o eliminará este tipo de eventos adversos en el futuro. Asimismo vamos a denominar factor contribuyente, a aquello que no hubiera impedido que el evento sucediera, pero que sí influye en su ocurrencia. Su ausencia mejora la seguridad del sistema.

Lluvia de ideas (oral o escrito)

Cada miembro del grupo debe aportar ideas que se le ocurran sin ningún tipo de censura. Es utilizada en problemas abiertos con varias soluciones. En el ACR esta herramienta es muy útil para objetivar factores contribuyentes.

Grupo nominal

Se utiliza tras realizar la lluvia de ideas consiguiendo reducir la lista de riesgos identificados a un tamaño más gestionable.

Es una herramienta de votación que involucra a todos los integrantes del equipo. Hay que determinar la prioridad y gravedad de cada riesgo. Proceso:

- Presentación del evento adverso.
- Aportación de ideas: identificar causas y factores contribuyentes.
- Recoger todas las aportaciones.
- Agrupar y clarificar.
- Votar.
- Realizar recuento y lista de prioridad de actuación.

2.4.3. Para buscar causas y prevenir

Espina de pescado

En la cabeza del pescado vamos a colocar el evento adverso que vamos a analizar. ESTE SERÁ EL EFECTO.

- En las espinas MAYORES colocaremos las áreas involucradas en el evento adverso.
- En las espinas MENORES colocaremos las causas y factores contribuyentes. Ejemplo espina de pescado según factores contribuyentes NPSA-NHS.

FIGURA 5

Espina de Pescado

Fuente: www.seguridaddelpaciente.es

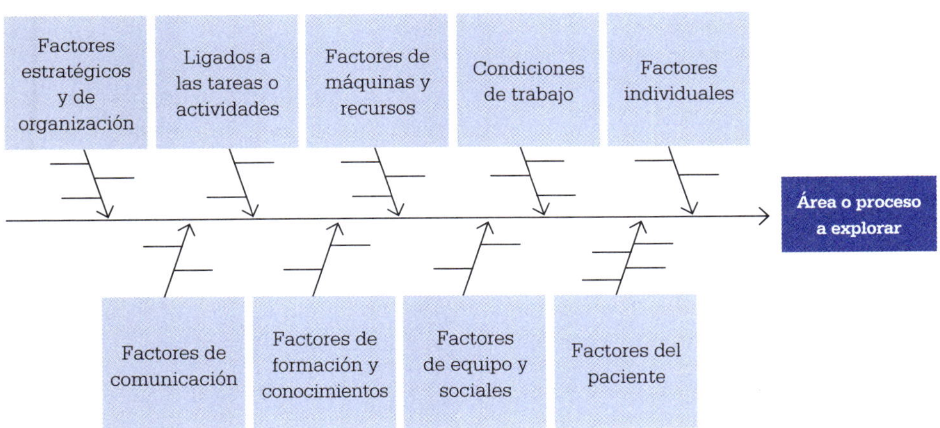

Análisis de Barreras

Entendemos barrera como control o medida para prevenir daños y aumentar la seguridad del sistema. El análisis de barrera reactivo es una técnica que nos sirve para determinar qué barreras deberían haber estado presentes durante el proceso, para poder prevenirlo y mejorar la seguridad del sistema. Nuestro objetivo es identificar qué barreras han fallado. Existen diferentes tipos de barreras:

- **Físicas**: códigos de barras, accesos restringidos digitales etc.
- **Naturales**: verificación doble con intervalo de tiempo y entre dos personas.
- **Acción humana:** comprobar la temperatura del agua antes de sumergir a un paciente.
- **Administrativas**: procedimientos, protocolos, formación etc.

Las barreras físicas y naturales son las más fiables, ya que no dependen de la acción humana.

FIGURA 6

Análisis de barreras

Fuente: www.seguridaddelpaciente.es

¿Qué barreras había?	¿Funcionaron las barreras existentes? SI/NO	¿Por qué fallaron las barreras?	Impacto del fallo de la barrera: ¿fue causa o factor contribuyente?	Recomendaciones

Por qué en cascada

Para cada causa que hayamos identificado nos preguntamos por qué es ésta la causa del problema original. Para cada nuevo por qué, hay que repetir la pregunta hasta que lleguemos a la raíz del problema. ¿Por qué, por qué, por qué, por qué?

2.5. BIBLIOGRAFÍA

- ARANAZ ANDRÉS, Jesús María; LIMÓN RAMIREZ, R, ÁLVAREZ LEÓN, E. E. "El análisis modal de fallos y sus efectos. La prevención de los efectos adversos". En: ARANAZ ANDRÉS, Jesús María; et al. *Gestión Sanitaria. Calidad y seguridad de los pacientes*. Madrid: Díaz de Santos, 2008. p. 279-286.

- JCAHO [Joint Commission on Accreditation of Healthcare Organizations]; et al. *Revisions to joint commission standards in support of patient safety and medical health care error reduction*. Oakbrook Terrace, IL: JCAHO, 2001.
- NHS [National Patient Safety Agency]. *Seven steps to patient safety: The full reference guide*. [En línea]. Londres: NHS NPSA, 2004. [Consulta 9-1-2011]. Disponible en: http://www.nrls.npsa.nhs.uk/resources/collections/seven-steps-to-patient-safety/?entryid45=59787
- RECIO, M.; et al. *Gestión y mejora de la seguridad del paciente: Tutorial y herramientas de apoyo*. Madrid: Ministerio de Sanidad y Consumo, 2007.

3. ANÁLISIS DE CAUSA RAÍZ. ESQUEMA DE CLASIFICACIÓN DE LOS FACTORES CONTRIBUYENTES

Este apartado reproduce con fines docentes para su análisis, comentario o juicio crítico, la página de la National Patient Safety Agency (NPSA) – National Health Service (NHS) Reino Unido.

TABLA 1

Factores individuales

Factores individuales	Componentes
Aspectos físicos	• Salud general (ej.: nutrición, dieta, ejercicio, forma física,...). • Discapacidades físicas (ej.: problemas de visión, dislexia,...). • Fatiga.
Aspectos psicológicos	• Stress (ej.: distracción / preocupación). • Enfermedades de salud mental específicas (ej: depresión). • Impedimentos mentales (ej.: enfermedad, drogas, alcohol, dolor). • Motivación (ej.: aburrimiento, suficiencia, baja satisfacción laboral). • Factores cognitivos (ej.: falta de atención, distracción, preocupación, sobrecarga, aburrimiento).
Aspectos sociales	• Problemas domésticos / Tipo de vida.
Aspectos de personalidad	• Baja autoestima / Autoestima demasiado alta. • Gregario / interactivo, solitario. • Evita riesgos / Afronta riesgos.

TABLA 2

Factores de equipo y sociales

Factores de equipo	Componentes
Congruencia de Rol	• ¿Son las definiciones del rol perfectamente entendidas? • ¿Están los roles claramente definidos).
Liderazgo	• ¿Hay liderazgo efectivo-clínicamente? • ¿Hay liderazgo efectivo-administrativamente? • ¿Puede el líder dirigir? • ¿Las responsabilidades del líder son claras y entendidas? • ¿Es respetado el líder?
Apoyo y factores culturales	• ¿Existen mecanismos de apoyo para los trabajadores? • Reacción del equipo frente a incidentes de seguridad del paciente. • Reacción del equipo frente a conflictos. • Reacción del equipo frente a recién llegados. • Apertura del equipo.

TABLA 3

Factores de comunicación

Factores de comunicación	Componentes
Comunicación verbal	• Órdenes / indicaciones verbales ambiguas. • Tono de voz y forma de expresión apropiada a la situación. • Uso correcto del lenguaje. • Dirigido a la(s) persona(s) adecuada(s). • Uso de canales de comunicación reconocidos (ej: jefe de servicio).
Comunicación escrita	• Los registros e informes son fáciles de leer. • Todos los datos importantes se guardan juntos y son fácilmente accesibles cuando se necesitan. • Los datos estan completos y están actualizados (ej: disponibilidad de los planes de gestión de pacientes, Valoración de los riesgos para el paciente,...). • Las circulares llegan a todos los miembros del equipo. • Los comunicados se dirigen a las personas adecuadas.
Comunicación no verbal	• Apectos de lenguaje corporal (cerrado, abierto, agresivo, relajado, cara severa,...

TABLA 4

Factores ligados a tarea

Factores de tarea	Componentes
Guías, procedimientos y políticas	• Actualizadas. • Disponible y accesible. • Entendible y usable. • Relevante; Claro, No ambiguo; Correcto; Contenido; Simple. • Desfasado, No disponible o ilocalizable, No realista. • Adherirse a, seguidas. • Dirigidas a personal adecuado (ej: destinadas a la audiencia adecuada).
Ayudas a la toma de decisiones	• Disponibilidad de ayudas (herramientas de valoración de riesgos, fax para permitir la valoración a distancia de resultados). • Acceso a especialistas y personal con mayor experiencia. • Fácil acceso a gráficos y diagramas. • Información completa-resultados de análisis, historias clínicas...
Diseño de procedimientos o tareas	• ¿Permiten las guías llevar a cabo la tarea dentro de plazo? • ¿Está el personal está de acuerdo con el diseño de tareas y procedimientos? • Con realismo, ¿Cada uno de los pasos de las tareas pueden ser llevados a cabo?

TABLA 5

Factores ligados a formación y entrenamiento

Formación y entrenamiento	Componentes
Competencia	• Conocimientos adecuados. • Habilidades adecuadas. • Tiempo de experiencia. • Calidad de la experiencia. • Familiaridad con la tarea. • Evaluación y valoración.
Supervisión	• Supervisión adecuada. • Disponibilidad de mentores. • Adecuación de los mentores.
Disponibilidad / Accesibilidad	• Formación en el trabajo. • Formación en Emergencias. • Formación en equipo. • Formación Básica. • Cursos de actualización.
Conveniencia	• Contenidos. • Destinatarios. • Forma de expresión. • Horario adecuado.

TABLA 6

Factores ligados a equipamiento y recursos

Equipamiento	Componentes
Aparatos	• Información correcta. • Información consistente y clara. • Información legible. • Sin interferencias.
Integridad	• Funcionamiento correcto. • Tamaño adecuado. • Fiabilidad. • Especificaciones de seguridad efectivas. • Programa de mantenimiento adecuado.
Situación	• Situación correcta para el uso. • Almacenamiento adecuado.
Usabilidad	• Controles claros. • Manual de usuario. • Equipamiento familiar. • Nuevo equipo. • Estandarización.

TABLA 7

Condiciones de trabajo

Factores de ambiente de trabajo	Componentes
Factores administrativos	• Eficiencia en general de los sistemas administrativos ej: nivel de confianza. • Forma de requerir datos médicos. • Forma de encargar medicamentos. • Confianza en apoyo administrativo.
Diseño del entorno físico	• Diseño de oficinas: sillas de ordenador, altura de las mesas, pantallas anti-reflejos, pantallas de seguridad, botones anti-pánico, situación de archivadores, lugares de almacenamiento, etc. • Diseño de zona: longitud, forma, visibilidad, espacioso, estrecho,...
Entorno	• Aspectos domésticos-limpieza. • Temperatura. • Iluminación. • Nivel de ruidos.
Plantilla	• Habilidades. • Ratio personal paciente. • Valoración de la carga de trabajo. • Liderazgo. • Uso de personal temporal. • Permanencia de la plantilla / rotación plantilla.
Carga de trabajo / horas de trabajo	• Fatiga ligada a turnos de trabajo. • Descansos entre horas de trabajo. • Ratio personal paciente. • Tareas ajenas. • Esparcimiento social, descanso y recuperación.
Tiempo	• Retrasos debidos a fallos del sistema o de diseño. • Presión de tiempo.

TABLA 8

Factores organizativos y estratégicos

Factores organizativos	Componentes
Estructura organizativa	• Estructura jerárquica, que no conduce a discusiones, problemas compartidos,... • Condiciones estrictas para las diferentes responsabilidades. • Modelo clínico frente a modelo administrativo.
Prioridades	• Orientadas a Seguridad. • Orientadas a Valoración Externa. • Enfocadas al balance financiero.
Riesgos externos	• Interinos / Personal temporal y su Uso. • Subcontratas. • Arrendamiento de equipos.

Factores organizativos	Componentes
Cultura de Seguridad	• Balance seguridad / Eficiencia. • Seguimiento de las reglas. • Términos y condiciones de los contratos. • Ejemplo de liderazgo (ej: evidencia visible de compromiso con la seguridad). • Cultura abierta.

TABLA 9

Factores de los pacientes

Factores de los pacientes	Componentes
Condición clínica	• Complejidad de la condición. • Seriedad de la condición. • Tratabilidad.
Factores sociales	• Cultura / Creencia religiosa. • Forma de vida (tabaco/alcohol/drogas/dieta...). • Idioma. • Nivel económico. • Redes de apoyo.
Factores físicos	• Estado físico-malnutrición, problemas de sueño.
Factores mentales y psicológicos	• Motivación (agenda, incentivos). • Stress (presión familiar, financiera,...). • Presencia de desórden mental. • Trauma.
Relaciones interpersonales	• Personal a paciente y paciente a personal. • Paciente a paciente. • Entre familia-parientes, padres, hijos.

4. DAFO. DEBILIDADES, AMENAZAS, FORTALEZAS Y OPORTUNIDADES

4.1. INTRODUCCIÓN

Es una herramienta que nos sirve para estudiar los puntos fuertes y los puntos débiles de nuestra organización, siendo una de las más utilizadas dentro de la fase de análisis de contexto, porque nos permite conocer la situación real en la que se encuentra nuestra organización, así como el riesgo que tiene nuestro entorno.

4.2. DEFINICIÓN DE CONCEPTOS

- **Debilidades (D)**: puntos débiles. Son aspectos que reducen la capacidad de desarrollo de nuestra organización. Deben ser controladas y superadas. Sirve para un análisis interno.
- **Fortalezas (F)**: puntos fuertes. Son objetivos alcanzados que deben servir para explotar oportunidades de desarrollo. Diagnostica un análisis interno.
- **Amenazas (A)**: fuerza del entorno que puede impedir la implantación de una estrategia o disminuir su efectividad. Analiza el entorno.
- **Oportunidades (O)**: es una ventaja competitiva. Mejorar la eficacia de los servicios. Analiza el entorno.

4.3. FASES DEL DAFO

- **Identificación y valoración de factores internos** de nuestra organización. Debilidades (D) que afectan negativamente y Fortalezas (F) que afectan positivamente.
- **Identificación y valoración de factores externos** de nuestro entorno. Amenazas (A) que afectan negativamente y Oportunidades (O) que afectan positivamente.
- Realizar un **gráfico de diagnóstico** de situación.
- **Analizar el diagnóstico** e identificar factores clave para el éxito.
- **Reorganizar nuestros servicios** para dar respuesta a la voz del sector de una manera más eficaz.

Esta información vamos a recopilarla.

Por ejemplo, podemos recopilar la información de expertos de dentro de nuestra organización, expertos del sector, clientes, estudios, estadísticas etc.

4.3.1. Identificación de factores internos. Debilidades y fortalezas

TABLA 1

Factores internos

Fuente: www.seguridaddelpaciente.es

		Nuestra organización			
	Peso	i_1	$P \times i_1$		
Debilidades					
Factor 1	5	0	0		
Factor 2	25	1	25		
Factor 3	20	3	60		
Factor 4	40	0	0		
Factor 5	10	1	10		
Total (suma)	100		95		

- La suma total de la columna Peso (P) debe dar **100**. Con lo cual daremos la puntuación según la relevancia de los factores teniendo en cuenta que el sumatorio final ha de ser 100.
- La segunda **columna i_1**: hace referencia a la valoración y nota que le da la organización a estos factores. Escala: 0 a 3, siendo el 0 mal y el 3 excelente.
- **Columna Pxi_1**: es el producto del peso por la columna i_1, es decir entre la valoración individual y la valoración de la organización

Una vez tenemos identificados los factores de nuestra organización vamos a comparar nuestros resultados con otras organizaciones de similares características.

TABLA 2

Comparación de resultados

Fuente: www.seguridaddelpaciente.es

		Nuestra organización		Organización 2		Organización 3	
	Peso	i_1	$P \times i_1$	i_2	$P \times i_2$	i_3	$P \times i_3$
Debilidades							
Factor 1	5	0	0	3	15	2	10
Factor 2	25	1	25	1	25	1	25
Factor 3	20	3	60	1	20	1	20
Factor 4	40	0	0	3	120	2	80
Factor 5	10	1	10	1	10	1	10
Total (suma)	100		95		185		135

- i_1 hace referencia al valor que le otorga nuestra organización al factor.

- i_2 hace referencia al valor que otorga otra organización de similares características al mismo factor.

Haremos el mismo procedimiento con las fortalezas.

TABLA 3

Fortalezas

Fuente: www.seguridaddelpaciente.es

		Nuestra organización		Organización 2		Organización 3	
	Peso	i_1	$P \times i_1$	i_2	$P \times i_2$	i_3	$P \times i_3$
Debilidades							
Factor 1	5	0	0	3	15	2	10
Factor 2	25	1	25	1	25	1	25
Factor 3	20	3	60	1	20	1	20
Factor 4	40	0	0	3	120	2	80
Factor 5	10	1	10	1	10	1	10
Total (suma)	100		95		185		135
	Peso	i_1	$P \times i_1$	i_2	$P \times i_2$	i_3	$P \times i_3$
Fortalezas							
Factor 1	35	1	35	2	70	1	35
Factor 2	25	3	75	1	25	1	25
Factor 3	15	2	30	3	45	3	45
Factor 4	5	0	0	1	5	3	15
Factor 5	20	1	20	3	60	1	20
Total	100		160		205		140

4.3.2. Identificación de oportunidades externas. Oportunidades y amenazas

TABLA 4

Amenazas y oportunidades

Fuente: www.seguridaddelpaciente.es

		Nuestra organización		Organización 2		Organización 3	
	Peso	i_1	$P \times i_1$	i_2	$P \times i_2$	i_3	$P \times i_3$
Amenazas							
Factor 1	30	1	30	3	90	1	30
Factor 2	30	0	0	2	60	1	30
Factor 3	5	3	15	1	5	2	10
Factor 4	15	2	30	1	15	2	30
Factor 5	20	1	20	1	10	0	0

	Peso	Nuestra organización		Organización 2		Organización 3	
		i_1	P x i_1	i_2	P x i_2	i_3	P x i_3
Amenazas							
Total (suma)	100		95		180		100

	Peso	i_1	P x i_1	i_2	P x i_2	i_3	P x i_3
Oportunidades							
Factor 1	10	2	20	1	10	0	0
Factor 2	20	3	60	2	40	2	40
Factor 3	40	1	40	3	120	2	80
Factor 4	25	0	0	1	25	1	25
Factor 5	5	1	5	3	15	1	5
Total	100		95		180		100

Realizaremos el mismo procedimiento pero con las oportunidades y amenazas, siguiendo el mismo sistema de valoración y puntuación.

4.3.3. Gráfico de diagnóstico de situación

De las fases 1 y 2 hemos obtenido puntuación tanto de nuestra organización como de otras de similares características. Vamos a organizar los datos para poder analizar la situación en la que nos encontramos.

TABLA 5

Diagnóstico de situación

Fuente: www.seguridaddelpaciente.es

	Nuestra organización	Organización 2	Organización 3
D	95	185	135
A	95	180	100
F	160	205	140
O	125	210	150

A continuación vamos a reagrupar los datos en dos coordenadas (D,A) y (F,O).

TABLA 6

Coordenadas DA y FO

Fuente: www.seguridaddelpaciente.es

	Nuestra organización	Organización 2	Organización 3
(D, A)	(95, 95)	(185, 180)	(135, 100)
(F, O)	(160, 125)	(205, 210)	(140, 150)

Con estos datos obtenidos vamos a representar a cada organización con un vector para que podemos realizar la comparación.

FIGURA 1

Representación comparativa de las distintas organizaciones

Fuente: www.seguridaddelpaciente.es

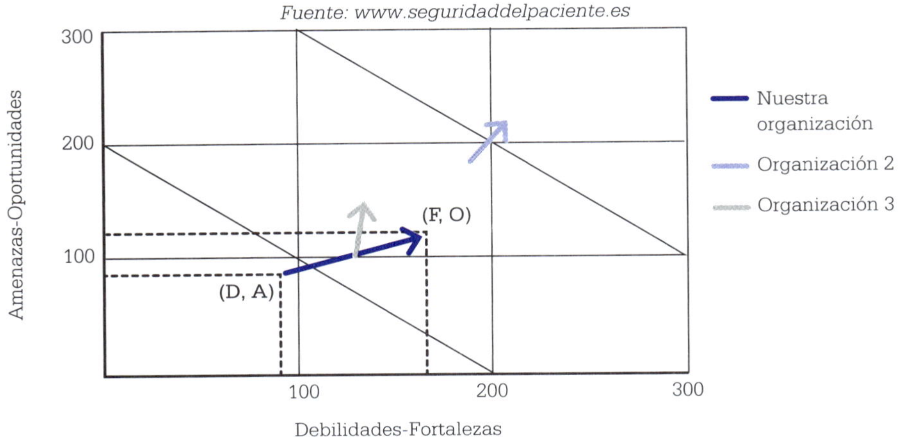

Dentro de este gráfico vamos a identificar:

FIGURA 2

Zonas de análisis

Fuente: www.seguridaddelpaciente.es

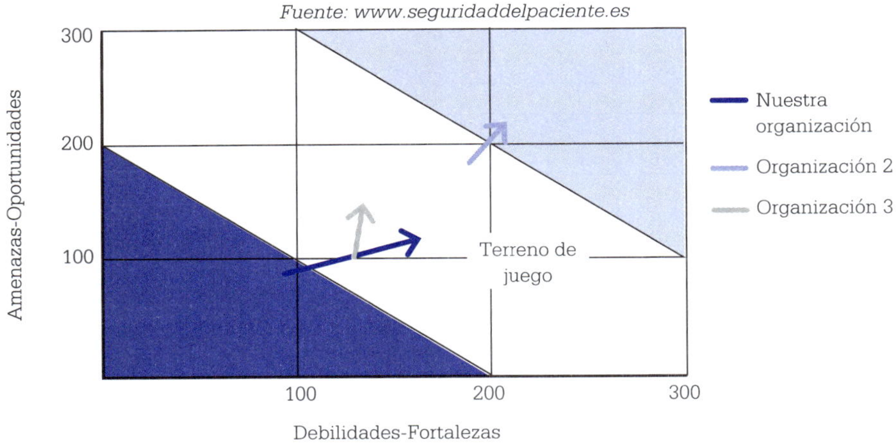

Los límites de estas zonas solo son aplicables si se han valorado cada "i" de 0 a 3 y si la suma de los pesos ha sido 100.

- **Zona en riesgo:** nuestro servicio no está bien posicionado en su entorno. Hay que revisar estrategia o reforzarla.
- **Zona de ventaja competitiva:** nuestro servicio proporciona valor añadido a nuestros clientes. Potenciar la estrategia.
- **Terreno de juego**: nuestro servicio se adecúa a la demanda. Mejorar de forma continuada.

En las siguientes fases del DAFO nuestras actuaciones deben estar encaminadas a mejorar la estrategia, para aproximar a nuestra organización o servicio, a la zona de ventaja competitiva.

4.4. EJEMPLO PRÁCTICO DE ANÁLISIS DAFO

TABLA 7

Ejemplo DAFO

Datos basados en un ejemplo real realizado en la Unidad de Cuidados Intensivos del Hospital de Fuenlabrada, adaptados para la presente edición.

MÉDICOS	
Debilidades	• **Organizativas:** sobrecarga asistencial, planillas ajustadas, elevados número de tareas administrativas. • **Estructurales:** estructura física de la UCI, informatización/incomunicación, falta de recursos económicos. • **Trabajo en equipo:** aparición de grupos, no alineación en los objetivos y participación entre los distintos estamentos. • **Clima laboral:** problemas percibidos como no resueltos. • **Relaciones personales:** suspicacias entre los distintos niveles profesionales, mejorable comunicación entre estamentos. • **Capacitación:** formación desigual en personal de enfermería, personal de nueva incorporación sin preparación. • **Motivación:** pérdida de motivación, desinterés por cambios, mejoras, proyectos.
Fortalezas	• **Organizativas:** trabajo en equipo homogéneo con el uso de protocolos, grandes proyectos en marcha. • **Estructurales:** medios técnicos e instalaciones modernas, sistema informatizado. • **Relaciones interpersonales:** buena relación profesionales con la jefatura, buena comunicación. • **Recursos humanos:** liderazgo fuerte, buena formación profesional, juventud, dinamismo y compromiso, rápida adaptación a nuevas tecnologías. • **Participación, implicación:** buena disposición para trabajar en proyecto y comisiones hospitalarias, compromiso con la calidad y seguridad del paciente, docencia/formación interna y externa.

MÉDICOS	
Amenazas	• **Organizativas:** presión asistencial, escasez de recursos, escaso número de camas. • **Institucionales:** recursos limitados, cambio de gerencia. • **Relación con otros servicios:** recorte del gasto farmacéutico desarrollo de otras especialidades.
Oportunidades	• **Reconocimiento externo / Prestigio.** • **Organizativas:** dirección impulsora de nuevos proyectos. • **Implicación:** presencia en comisiones. • **Ampliación de cartera de servicios.** • **Docencia, Investigación:** formación de residentes, relaciones con la Universidad. • **Proyección personal:** carrera profesional, ampliación curricular.

ENFERMERAS	
Debilidades	• **Organizativas:** sobrecarga asistencial, planillas ajustadas, imposición criterios por parte de la dirección, eventualidad enfermera frecuente. • **Estructurales:** aparataje, disfuncionalidad. • **Trabajo en equipo:** falta de implicación y capacidad. • **Clima laboral:** mal clima laboral. • **Relaciones interpersonales:** falta de comunicación, desconfianza. • **Relaciones con los médicos:** falta de diálogo, puestas en común. • **Relaciones con los jefes:** liderazgo débil, desigualdad en la oferta de oportunidades, falta de comunicación y apoyo.
Fortalezas	• **Organizativos:** trabajo en equipo, planilla antiestrés, formación de grupos de trabajo para conseguir objetivos. • **Estructurales:** medios avanzados y modernos, sistema informático. • **Recursos humanos:** buena formación, juventud, dinamismo, motivación, interés por la investigación. • **Participación, implicación:** participación en comisiones, compromiso con la calidad y el cuidado integral del paciente.
Amenazas	• **Organizativos:** falta de celadores, presión asistencial, exceso de burocracia. • **Relación con otros servicios:** laboratorios, farmacia...
Oportunidades	• **Reconocimiento externo / Prestigio.** • **Implicación:** presencia en comisiones hospitalarias. • **Ampliación cartera servicios.** • **Docencia, Investigación:** actividad docente, colaboración con la universidad. • **Proyección personal:** carrera profesional, formación continuada.

TCAE	
Debilidades	• **Organizativas:** sobrecarga de trabajo por falta de personal de apoyo, mala organización del trabajo en equipo. • **Trabajo en equipo:** aparición de grupo, falta de comunicación. • **Relaciones interpersonales:** falta de comunicación entre estamentos. • **Relaciones con los jefes:** desigualdad en la oferta de oportunidades.
Fortalezas	• **Organizativos:** trabajo en equipo, planilla antiestrés. • **Estructurales:** medios técnicos e instalaciones modernas y avanzadas. • **Recursos humanos:** buena formación, juventud, motivación interés por la investigación.
Amenazas	• **Organizativos:** gestión de camas, criterios de selección de personal eventual... • **Relación con otros servicios.**
Oportunidades	• **Proyección personal:** formación, participación en congresos.

BLOQUE 3

ESTRATEGIAS EN SEGURIDAD DEL PACIENTE

CAPÍTULO 4

ATENCIÓN SANITARIA SEGURA: HIGIENE DE MANOS

Autoras

Sara Somolinos Horcajuelo
Patricia Rebollo Gómez

ÍNDICE

1. INTRODUCCIÓN

Las infecciones relacionadas con la asistencia sanitaria (IRAS), afectan cada año a millones de personas, poniendo en riesgo su salud, y aumentando de manera considerable su estancia en el hospital y por consiguiente el gasto sanitario. Las IRAS o infección nosocomial se definen como **"aquella infección que afecta a un paciente durante el proceso de asistencia en un hospital u otro centro sanitario, que no estaba presente ni incubándose en el momento del ingreso"**. Incluye también infecciones que son contraídas en el centro sanitario pero se manifiestan después del alta.

Las IRAS se producen tanto en países desarrollados como en países en desarrollo; en los países desarrollados afectan al 5-10% de los ingresos y, en los países en vías de desarrollo, el riesgo es de 2 a 20 veces mayor. En total, podemos decir que pueden verse afectados hasta un 25% de pacientes ingresados.

En nuestro país, es el estudio ENEAS en el año 2005 quien evidencia que un 25,3% de los errores identificados están relacionados con las infecciones nosocomiales, únicamente por debajo de las cifras relacionadas con los errores sobre la medicación. Según este mismo estudio además, el 56% de los errores podían haberse evitado.

Los primeros datos obtenidos sobre las infecciones relacionadas con el medio sanitario, fueron identificados en 1847 por el médico húngaro de origen alemán Ignaz Semmelweis, el cual observó, que las muertes en mujeres puérperas atendidas en el área quirúrgica, donde trabajaban médicos y estudiantes de medicina, eran tres veces superior. Comenzó a investigar y relacionó estos datos directamente con la falta de higiene de manos. Como medida de actuación instauró un lavabo con jabón, cloro y lima entre los quirófanos y las áreas donde se realizaban las autopsias, donde tanto médicos como estudiantes debían realizar la higiene de manos. Tras implementar esta medida rápidamente observó cómo disminuían las infecciones y por tanto las muertes asociadas a las mismas.

A partir de ese momento la higiene de manos empezó a cobrar importancia a nivel mundial y organismos internacionales tales como la Organización Mundial de la Salud, han considerado **la higiene de manos como su primer reto de la Alianza Mundial para la Seguridad del Paciente, con el lema "Una atención más limpia es una atención más segura"**.

2. LA HIGIENE DE MANOS: ESTRATEGIA DE LA OMS

La iniciativa anual "Salve vidas: límpiese las manos" se enmarca dentro de un esfuerzo mundial de gran alcance dirigido por la Organización Mundial de la Salud para ayudar al personal sanitario a mejorar la higiene de manos en la atención sanitaria y reforzar así la prevención de IRAS que a menudo ponen en peligro la vida del paciente.

Esta iniciativa forma parte del programa "Una atención limpia es una atención más segura" implementado por la OMS en octubre de 2005 con el fin de reducir las IRAS en el mundo entero. Hasta la fecha, el programa se ha centrado eminentemente en llamar la atención sobre la importancia de la higiene de manos dentro de la atención sanitaria y causar impacto sobre los profesionales. En ese sentido, ha movilizado a muchas instancias, en particular a los Ministerios de Salud, que se han comprometido a reducir las IRAS y a apoyar la labor de la OMS. Desde su puesta en marcha, más de 40 países y territorios también han iniciado campañas de higiene de las manos.

2.1. HIGIENE DE MANOS, ¿POR QUÉ?

Las IRAS en la mayoría de los casos están provocados por microorganismos procedentes del entorno, de otro paciente o del propio personal sanitario. Por regla general son nuestras manos el vehículo perfecto para su transporte. Por este motivo, las precauciones estándar hacen especial hincapié en la higiene de manos.

El lavado de manos tiene una gran importancia porque es la herramienta principal para disminuir eventos adversos relacionados con infecciones nosocomiales.

Nuestras manos son la principal vía de transmisión de gérmenes durante la atención sanitaria, ya que en ellas se encuentra, tanto la flora residente que está en las manos de cualquier persona y que no produce ningún daño, como también la flora transitoria, que es aquella que solo portamos los profesionales sanitarios y que es la responsable de las infecciones nosocomiales. Un gesto tan sencillo como es lavarse las manos, las elimina a ambas por completo y por tanto puede salvar vidas.

Esta flora es capaz de depositarse y permanecer en nuestras manos durante mucho tiempo: se acumula sobre todo en las yemas de los dedos, en nuestro dedo pulgar, en la zona interdigital, en las palmas, etc. Como veremos a continuación, estas zonas son de vital importancia en la realización de una buena técnica de lavado de manos.

A pesar de que el personal sanitario sea el único portador de esta flora transitoria, cualquiera que pueda tener un contacto con el paciente debe realizar la misma técnica de lavado, porque estos microorganismos no solo son capaces de depositarse en las manos profesionales, sino también en el entorno. Realizar una correcta higiene de manos es cosa de todos por lo que **es de vital importancia implicar a pacientes y sus familias en dicha técnica**. En países anglosajones se ha empezado a instaurar carteles informativos donde se le indica al paciente, que no olvide recordar al personal sanitario, que se lave las manos antes de entrar en su habitación.

2.2. HIGIENE DE MANOS, ¿CÓMO? TÉCNICA Y PRODUCTOS

2.2.1. Productos

La higiene de manos puede realizarse frotando las manos con una solución de base alcohólica (SHA) o con agua y jabón.

- **Solución hidroalcohólica, SHA**

  La solución hidroalcohólica es un producto a base de agua y alcohol; las guías y recomendaciones internacionales describen que debe tener un rango de porcentaje de alcohol entre un 60-90%. En el caso de tener un porcentaje menor al 60%, el producto no es eficaz, porque tiene demasiada agua y no es capaz de eliminar los microorganismos, y, en el caso de superar su contenido en un 90%, tendría poca cantidad de agua y las proteínas no se desnaturalizan. Deben estar regulados por el Real Decreto 1054/2002.

  La forma más eficaz de realizar la higiene de manos es con SHA. Según la OMS las soluciones a base de solución hidroalcohólica presentan las siguientes ventajas:

  - Tiempo de uso: 20-30 segundos.
  - Eliminación de la mayoría de los gérmenes.
  - Buena tolerancia de la piel: tienen sustancias emolientes o humectantes que aumentan su eficacia y acción dermoprotectora.

- **Agua y jabón**

  Su uso está indicado en las siguientes opciones:

  - Manos visiblemente sucias o manchadas de sangre u otros fluidos.
  - Sospecha o evidencia de exposición a organismos formadores de esporas, y en particular a brotes de Clostridium difficile.
  - Después de usar el inodoro.

No olvidemos que **en ningún caso se utilizarán los dos productos simultáneamente** y que siempre se realizará la higiene de manos en el punto de atención, es decir, es importante el lugar elegido para ubicar el producto, ya sea SHA o agua y jabón.

La realización de una correcta higiene de manos ya sea con SHA o con agua y jabón depende de una serie de factores:

- Calidad y cantidad del producto utilizado.
- Piel libre de cortes.

- Uñas en buen estado, cortas y sin esmalte.
- NO uso de relojes ni joyas.
- Antebrazo al descubierto.

2.3. HIGIENE DE MANOS, ¿CUÁNDO?

Como ya hemos mencionado la correcta higiene de manos tiene un gran impacto en la prevención de las infecciones relacionadas con la asistencia sanitaria. La OMS, considerando esta evidencia, propone un modelo consensuado donde integra todas las indicaciones y directrices para una visión unificada para los profesionales sanitarios. De ahí nace el modelo de **"Los cinco momentos para la higiene de manos"**. Es una herramienta para identificar los momentos en que el profesional debe realizar higiene de manos, así como para distinguir aquellos en lo que no resulta útil. Propone una visión unificada para los profesionales sanitarios con el objetivo de minimizar la variación entre individuos, y conducir a un aumento global del cumplimiento de las prácticas efectivas de higiene de manos.

FIGURA 1

¿Cómo desinfectarse las manos?

Fuente: http://www.who.int/csr/resources/publications/swineflu/gpsc_5may_How_To_HandWash_Poster_es.pdf

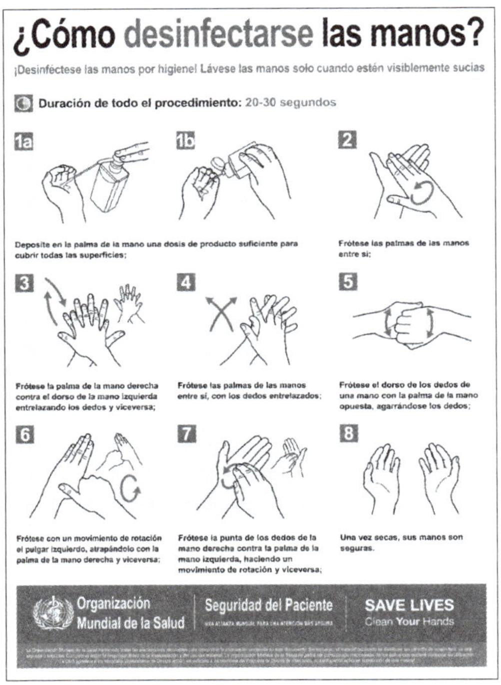

2.3.1. Los 5 momentos para la higiene de manos

FIGURA 2

Los cinco momentos de la higiene de manos

Fuente. (OMS). http://www.who.int/gpsc/5may/tools/es/

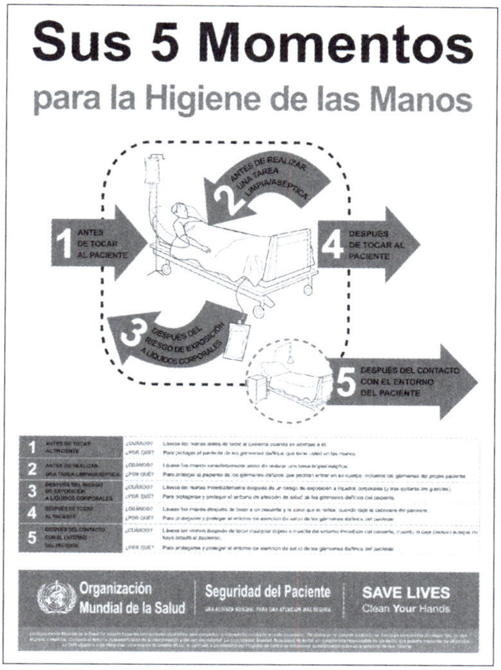

Terminología

- **Entorno del paciente**: el área que rodea al paciente y le incluye.
- **Área asistencial:** superficies dentro del espacio donde se desarrolla la asistencia (fuera del entorno del paciente). Ej. Control de enfermería.
- **Indicación**: razón por la que se debe realizar la higiene de las manos en una determinada situación.
- **Oportunidad**: momento durante la actividad asistencial en el que es necesario realizar higiene de manos.

Antes de contacto con el paciente

La realización de higiene de manos tiene que ejecutarse **justo antes de tocar al paciente:**

- **¿CUÁNDO?** → Antes de tocar al paciente.
- **¿POR QUÉ?** → Para prevenir la transmisión de gérmenes desde el área de asistencia, al paciente, y para proteger al paciente de la colonización de gérmenes transmitidos por las manos del profesional sanitario.

> **Ejemplo: previo a realizar la exploración física del paciente, gestos de cortesía, apoyo a la movilización, etc.**

Antes de realizar una tarea aséptica

- **¿CUÁNDO?** → Inmediatamente antes de acceder a un punto crítico con riesgo de infección para el paciente y previo a cualquier procedimiento que entrañe contacto directo o indirecto con mucosa, piel no intacta o procedimientos invasivos.
- **¿POR QUÉ?** → Para impedir la transmisión de gérmenes por inoculación al paciente, así como de un punto del cuerpo a otro, del mismo paciente.

> **Ejemplos: canalización de vía periférica, aspiración de secreciones, preparación de medicación, etc.**

Después del riesgo a exposición a fluidos corporales

- **¿CUÁNDO?** → Tras finalizar una tarea con riesgo de exposición a fluidos corporales, y una vez que nos hayamos retirado los guantes.
- **¿POR QUÉ?** → Para proteger al profesional sanitario de la colonización o infección por los gérmenes del paciente y, para proteger el entorno sanitario de la contaminación y de la subsiguiente propagación potencial.

> **Ejemplos: tras manipular muestra orgánica, tras finalizar extracción sanguínea, retirada de drenaje, etc.**

Después del contacto con el paciente

- ¿CUÁNDO? → Tras atender al paciente y después de haber tenido contacto. Se realizará la higiene de manos una vez finalizado el último contacto con la piel intacta del paciente y, previo al siguiente contacto con cualquier superficie del área asistencial.

- ¿POR QUÉ? → Para proteger al profesional sanitario de la colonización y la infección potencial de los gérmenes procedentes del paciente y, a su vez, para proteger al entorno del área asistencial.

> ✎ **Ejemplos: después de realizar una exploración física, tras la toma de presión arterial, después de ayudar a la movilización, etc.**

Después del contacto con el entorno del paciente

- ¿CUÁNDO? → Después de tocar cualquier dispositivo u objeto dentro del entorno del paciente y, sin haber tocado a éste.
- ¿POR QUÉ? → Porque para proteger al profesional sanitario de la colonización de gérmenes procedentes del entorno del paciente, hay que tener en cuenta que las superficies colindantes al paciente, son potencialmente portadoras de los mismos gérmenes que pueda portar el paciente.

> ✎ **Ejemplos: tras manipular una bomba de infusión, tras realizar cambio de ropa de cama, después de apagar una alarma de monitorización...**

2.4. EL USO DE GUANTES... ¿ME EXIME DE LAVARME LAS MANOS?

La utilización de guantes en el ambiente sanitario NO siempre está justificada y mucho menos nos exime del lavado de manos.

Debemos lavarnos las manos siempre que nos quitemos los guantes y no usarlos, si no es necesario.

2.4.1. Situaciones SIN INDICACIÓN del uso de guantes

Hay situaciones en las que el uso de guantes **no está indicado** (salvo precauciones de contacto). Son situaciones en las que no existe riesgo de exposición a sangre o a fluidos corporales:

- Exposición directa al paciente.

> ✎ **Como por ejemplo tomar la presión arterial, la temperatura y el pulso, realizar inyecciones subcutáneas e intramusculares, vestir al paciente, transportar al paciente, cuidado de ojos y oídos (si no hay secreciones); cualquier manipulación del catéter vascular en ausencia de fugas de sangre.**

- Exposición indirecta al paciente.

> Como por ejemplo usar el teléfono; anotar datos en la gráfica del paciente; administrar medicamentos por vía oral; distribuir o recoger bandejas de comida; quitar y cambiar la sábanas de la cama del paciente; conectar al paciente a aparatos de ventilación no invasivos o cánulas de oxígeno; desplazar los muebles de la habitación del paciente.

2.4.2. Situaciones CON INDICACIÓN del uso de guantes de exploración

Utilizaremos guantes de exploración cuando haya posibilidad de tocar sangre, fluidos corporales, secreciones, excreciones u objetos visiblemente manchados de fluidos corporales:

- **Exposición directa al paciente:** cuando implique contacto con sangre, contacto con membrana, mucosa o piel dañada, posible presencia de organismos infecciosos y peligrosos, situaciones de epidemia o de emergencia etc.

> Como por ejemplo en inserción y retirada de dispositivos intravenosos; extracciones de sangre; interrupción de inserciones venosas; exámenes pélvicos y vaginales; succión de sistemas de tubos endotraqueales no cerrados.

- Exposición indirecta al paciente.

> Como por ejemplo evacuación del recipiente para vómitos, el manejo/ limpieza de instrumentos, el manejo de los residuos y la limpieza de superficies y objetos ensuciados con líquidos corporales.

2.4.3. Situaciones CON INDICACIÓN del uso de guantes estériles

Y por último deberemos usar guantes estériles ante procedimientos quirúrgicos como por ejemplo parto vaginal; procedimientos radiológicos invasivos; acceso vascular y procedimientos vasculares (tubos centrales); preparación de nutrición parenteral total y agentes quimioterapéuticos.

TABLA 1

Indicación del uso de guantes

Fuente: http://www.who.int/csr/resources/publications/swineflu/gpsc_5may_How_To_HandWash_Poster_es.pdf

Utilizar guantes estériles
Procedimientos quirúrgicos; parto vaginal; procedimientos radiológicos invasivos; acceso vascular y procedimientos vasculares (tubos centrales); preparación de nutrición parental total y agentes quimioterapéuticos.
Utilizar guantes de exploración en situaciones clínicas
Posibilidades de tocar sangre, fluidos corporales, secreciones, excreciones u objetos visiblemente manchados de fluidos corporales.
Exposición directa al paciente: contacto con sangre; contacto con membrana mucosa o piel dañada; posible presencia de organismos muy infecciosos y peligrosos; situaciones de epidemia o de emergencia; inserción y retirada de dispositivos intravenosos; extracciones de sangre; interrupción de inserciones venosas; exámenes pélvicos y vaginales; succión de sistemas de tubos endotraqueales no cerrados.
Exposición indirecta al paciente: evacuación del recipiente para vómitos, el manejo/limpieza de instrumentos, el manejo de los residuos, la limpieza de superficies y objetos ensuciados con líquidos corporales.
Utilización de guantes no indicada (excepto precauciones de contacto)
No existe riesgo de exposición a sangre o a fluidos corporales, o a un entorno contaminado.
Exposición directa al paciente: al tomar la presión arterial, la temperatura y el pulso; realizar inyecciones subcutáneas e intramusculares, bañarse y vestir al paciente, transportar al paciente, cuidado de ojos y oídos (si no hay secreciones); cualquier manipulación del catéter vascular en ausencia de fugas de sangre.
Exposición indirecta al paciente: al usar el teléfono; anotar datos en la gráfica del paciente; administrar medicamentos por vía oral; distribuir o recoger bandejas de comida; quitar y cambiar las sábanas de la cama del paciente; conectar al paciente a aparatos de ventilación no invasivos o cánulas de oxígenos; desplazar los muebles de la habitación del paciente.

3. BIBLIOGRAFÍA

- España. Ministerio de Sanidad y Consumo. Secretaría General de Sanidad. Dirección General de la Agencia de Calidad del Sistema Nacional de Salud. *Estudio Nacional sobre los Efectos Adversos ligados a la Hospitalización*. ENEAS 2005 [en línea]. Madrid: Ministerio de Sanidad y Consumo. Centro de publicaciones, 2006. [Consulta 10-1-2018]. Disponible en: https://www.msssi.gob.es/organizacion/sns/planCalidadSNS/pdf/excelencia/opsc_sp2.pdf

- WHO [World Health Organization]; et al. *Hand hygiene technical reference manual*. Ginebra: World Health Organization, 2009.

- WHO [World Health Organization]. Higiene de las manos: ¿por qué, cómo, cuándo?. Disponible en: http://www.who.int/gpsc/5may/background/es/
- WHO [World Health Organization]. Información acerca de la campaña Salve Vidas: límpiese las manos. Disponible en: http://www.who.int/gpsc/5may/tools/ES_PSP_GPSC1_Higiene-de-las-Manos_Brochure_June-2012.pdf?ua=1
- WHO [World Health Organization]; et al. *Manual técnico de referencia para la higiene de la manos: dirigido a los profesionales sanitarios, a los formadores ya los observadores de las prácticas de higiene de las manos* [en línea]. 2009. [Consulta 10-1-2018]. Disponible en: http://www.msssi.gob.es/organizacion/sns/planCalidadSNS/docs/manual_tecnico_referencia_HM.pdf

Capítulo 5

CIRUGÍA SEGURA

Autora

Sara Somolinos Horcajuelo

ÍNDICE

1. INTRODUCCIÓN

La cirugía viene siendo un componente esencial de la asistencia sanitaria en todos los sistemas sanitarios. Se calcula que en todo el mundo se realizan cada año 235 millones de operaciones de cirugía mayor, lo que equivale a una operación por cada 25 personas.

Solamente **en España, el 40% de los efectos adversos, se producen en el bloque quirúrgico,** lo que ha hecho que diferentes instituciones trabajen en ello para disminuir al máximo estas incidencias.

En Octubre de 2004, la Organización Mundial de la Salud, creó la Alianza Mundial para la Seguridad del Paciente, con el fin de prestar una mayor atención a los eventos adversos.

Un elemento fundamental del trabajo de la Alianza es la formulación de Retos Mundiales por la Seguridad del Paciente. Cada dos años se formula un nuevo reto destinado a impulsar el compromiso y la acción internacional en un aspecto relacionado con la seguridad del paciente que suponga un área de riesgo importante para todos los Estados Miembros de la OMS. Si el primer reto se centró en las infecciones relacionadas con la atención sanitaria, el tema elegido para el **segundo Reto Mundial por la Seguridad del Paciente es la seguridad de las prácticas quirúrgicas bajo el lema "La cirugía segura salva vidas".**

2. GRAVEDAD DEL PROBLEMA

Aunque el propósito de la cirugía es salvar vidas, la falta de atención en el campo quirúrgico puede llevar a consecuencias fatales. En países industrializados se han registrado complicaciones importantes en el 3-16% de los procedimientos quirúrgicos que requieren ingreso, con tasas de mortalidad o discapacidad permanente del 0,4-0,8% aproximadamente. Algunos datos, facilitados por la OMS sobre la seguridad de la cirugía son:

- Hasta un **25% de los pacientes** quirúrgicos hospitalizados **sufren complicaciones postoperatorias.**
- La tasa bruta de **mortalidad registrada tras la cirugía mayor, es del 0,5–5%.**
- En los países industrializados, **casi la mitad de los eventos adversos** en pacientes hospitalizados están relacionados con **la atención quirúrgica.**
- El daño ocasionado por la cirugía se considera **evitable al menos en la mitad de los casos**.
- Los principios reconocidos de seguridad de la cirugía se aplican de forma irregular, incluso en los entornos más avanzados.

El estudio ENEAS confirma que es en el quirófano donde se registra un mayor número de eventos adversos, así, dentro del bloque quirúrgico:

- El mayor número de EA está relacionado con el procedimiento (37.6%), siendo casi el 31% evitable.
- Le seguirían las infecciones nosocomiales con casi un 30%, siendo el 54%, evitables.
- En tercer lugar, están con un 22,2% los EA derivados de errores con la prescripción o administración de medicamentos. De ellos, el 31,6% son evitables.
- Los EA derivados del cuidado del paciente ocuparían el cuarto lugar, con un 6,7%, siendo el 56,5% evitables.
- En quinto lugar, los EA relacionados con el diagnóstico, siendo evitables casi en su totalidad, el 90%.

TABLA 1

Tabla de efectos adversos según el estudio ENEAS

Fuente: elaboración propia.

Naturaleza	%	Evitables
Procedimiento Quirúrgico	37,6	31
Infección nosocomial	29,2	54
Medicación	22,2	31,6
Cuidados	6,7	56,5
Diagnóstico	2,9	90
Otros	1,5	33,3

Dada la importancia y magnitud del problema, se han desarrollado unos objetivos y unas medidas imprescindibles para disminuir al máximo cualquier efecto adverso derivado de la cirugía. Estas medidas no conciernen sólo al cirujano, sino que es todo el equipo quirúrgico que participa en la cirugía, los que están obligados a tomar estas medidas.

Tal y como se ha mencionado, desde 2007 la Alianza Mundial Para La Seguridad del Paciente, está trabajando en este segundo reto mundial "La cirugía segura salva vidas" con el objetivo de mejorar la seguridad del paciente en el quirófano.

Diferentes expertos de todo el mundo se reunieron y coincidieron en señalar cuatro áreas en las que se podría mejorar de manera significante la seguridad del paciente, creando 4 grupos de trabajo:

- **Prevención de las infecciones de la herida quirúrgica.** La infección de la herida quirúrgica es una de las principales complicaciones postquirúrgicas. La administración de antibiótico de manera sistémica previa a la cirugía no se realiza siempre de la manera correcta, estando demostrado que reduce de manera significativa las infecciones.
- **Seguridad de la anestesia.** El número de muertes relacionado con la anestesia en los quirófanos sigue siendo alto, y aunque en los países desarrollados ha disminuido en los últimos 30 años gracias a los avances y conocimientos en seguridad, sigue siendo un problema muy grave en países en desarrollo.
- **Equipos quirúrgicos seguros**. El trabajo en equipo es fundamental, y en un ambiente como es el quirófano donde hay vidas en juego y, a veces puede llegar a haber mucha tensión, es fundamental que haya una buena comunicación entre todos los miembros del equipo.
- **Medición de los servicios quirúrgicos**. Existen muy pocos datos básicos sobre el estado de la cuestión, ya que no se ha llevado una vigilancia en cirugía, por lo que es difícil mejorar, sino se sabe dónde está el problema.

FIGURA 1

Grupos de trabajo mejorar la seguridad del paciente

Fuente: elaboración propia.

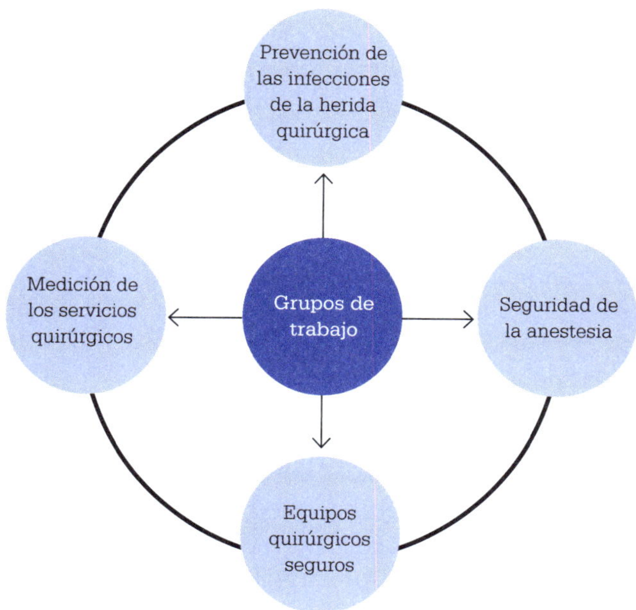

Estos 4 grupos de trabajo, definieron diez objetivos esenciales que cualquier equipo quirúrgico debería alcanzar:

- **Objetivo 1**. El equipo operará al paciente correcto en el sitio anatómico correcto.
- **Objetivo 2**. El equipo utilizará métodos que se sabe que previenen los daños derivados de la administración de la anestesia, al tiempo que protegen al paciente del dolor.
- **Objetivo 3**. El equipo se preparará eficazmente para el caso de que se produzca una pérdida de la función respiratoria o del acceso a la vía aérea, y reconocerá esas situaciones.
- **Objetivo 4**. El equipo se preparará eficazmente para el caso de que se produzca una pérdida considerable de sangre, y reconocerá esas situaciones.
- **Objetivo 5**. El equipo evitará provocar reacciones alérgicas o reacciones adversas a fármacos que se sabe que suponen un riesgo importante para el paciente.
- **Objetivo 6**. El equipo utilizará sistemáticamente métodos reconocidos para minimizar el riesgo de infección de la herida quirúrgica.
- **Objetivo 7**. El equipo evitará dejar accidentalmente gasas o instrumentos en la herida quirúrgica.
- **Objetivo 8.** El equipo guardará e identificará con precisión todas las muestras quirúrgicas.
- **Objetivo 9**. El equipo se comunicará eficazmente e intercambiará información fundamental sobre el paciente para que la operación se desarrolle de forma segura.
- **Objetivo 10**. Los hospitales y sistemas de salud públicos establecerán una vigilancia sistemática de la capacidad, el volumen y los resultados quirúrgicos.

Para poder alcanzar estos objetivos, se creó una lista de verificación que los profesionales sanitarios pueden utilizar para comprobar y asegurarse que se cumplen las normas de seguridad. Esta lista ha sido denominada como **"Lista OMS de verificación de la seguridad de la cirugía"**.

3. CHECK-LIST DE VERIFICACIÓN QUIRÚRGICA

Como hemos comentado anteriormente, la Alianza Mundial para la seguridad del paciente, junto con un grupo de cirujanos, anestesistas, personal de enfermería, expertos en seguridad y pacientes de todo el mundo, ha identificado una serie de **controles que pueden llevarse a cabo en cualquier quirófano del mundo.**

Como resultado, se elaboró un **check-list de verificación** para asegurar que se cumplen las normas de seguridad. Esta lista no es un instrumento normativo, sino una herramienta para los profesionales que quieran mejorar la seguridad de los pacientes, reduciendo la morbilidad y mortalidad dentro del ámbito quirúrgico.

TABLA 2

Lista de verificación de la seguridad de la cirugía

Fuente: http://apps.who.int/iris/bitstream/10665/44233/2/9789243598598_spa_Checklist.pdf

ANTES DE LA INDUCCIÓN DE LA ANESTESIA (Con el enfermero y el anestesista, como mínimo)
¿Ha confirmado el paciente su identidad, el sitio quirúrgico, el procedimiento y su consentimiento? ☐ Sí
¿Se ha marcado el sitio quirúrgico? ☐ Sí ☐ No procede
¿Se ha completado la comprobación de los aparatos de anestesia y la medicación anestésica? ☐ Sí
¿Se ha colocado el pulsioxímetro al paciente y funciona? ☐ Sí
¿Tiene el paciente... ... Alergias conocidas? ☐ No ☐ Sí ... Vía aérea difícil / riesgo de aspiración? ☐ No ☐ Sí, y hay materiales y equipos / ayuda disponible ... Riesgo de hemorragia > 500 ml (7 ml/kg en niños)? ☐ No ☐ Sí, y se ha previsto la disponibilidad de líquidos y dos vías IV o centrales

↓

ANTES DE LA INCISIÓN CUTÁNEA (Con el enfermero, el anestesista y el cirujano)
☐ Confirmar que todos los miembros del equipo se hayan presentado por su nombre y función
☐ Confirmar la identidad del paciente, el sitio quirúrgico y el procedimiento
¿Se ha administrado profilaxis antibiótica en los últimos 60 minutos? ☐ Sí ☐ No procede
Previsión de eventos críticos Cirujano: ☐ ¿Cuáles serán los pasos críticos o no sistematizados? ☐ ¿Cuánto durará la operación? ☐ ¿Cuál es la pérdida de sangre prevista? Anestesista: ☐ ¿Presenta el paciente algún problema específico? Equipo de enfermería: ☐ ¿Se ha confirmado la esterilidad (con resultados de los indicadores)? ☐ ¿Hay dudas o problemas relacionados con el instrumental y los equipos?
¿Pueden visualizarse las imágenes diagnósticas esenciales? ☐ Sí ☐ No procede

↓

ANTES DE QUE EL PACIENTE SALGA DEL QUIRÓFANO (Con el enfermero, el anestesista y el cirujano)
El enfermero confirma verbalmente: ☐ El nombre del procedimiento ☐ El recuento de instrumentos, gasas y agujas ☐ El etiquetado de las muestras (lectura de la etiqueta en voz alta, incluido el nombre del paciente) ☐ Si hay problemas que resolver relacionados con el instrumental y los equipos
Cirujano, anestesista y enfermero: ☐ ¿Cuáles son los aspectos críticos de la recuperación y el tratamiento del paciente?

Habrá un coordinador quién será el encargado de rellenar esta lista, con ayuda del resto de personal. La lista de verificación divide la operación en tres fases, correspondiendo cada una a un periodo de tiempo dentro del curso normal de una cirugía:

1. **Entrada**: corresponde al periodo anterior a la inducción de la anestesia.
2. **Pausa Quirúrgica**: periodo posterior a la inducción anestésica, pero previo a la incisión.
3. **Salida:** período de cierre de herida quirúrgica o inmediatamente después, pero antes de que el paciente salga de quirófano.

De esta forma, en la **fase de entrada**, se comenzará confirmando con el paciente (si es posible), la identidad, el sitio quirúrgico, el procedimiento, y el consentimiento informado de la cirugía.

Confirmará visualmente si se ha marcado el sitio de la cirugía (sólo si procede), si el pulsioximetro está correctamente colocado y funciona, y por último, comentará verbalmente con el anestesista si el paciente tiene alergias, si es vía aérea difícil (en caso afirmativo, se verificará que el instrumental y aparataje para vía aérea difícil está a mano y disponible para su uso), y si hay riesgo de hemorragia. Si existiera riesgo de hemorragia, habría que confirmar que el paciente tenga dos accesos periféricos de gran calibre, o un acceso central.

En la **pausa quirúrgica**, se debe asegurar que todos los miembros del equipo se han presentado por su nombre y función, y tanto cirujano como anestesista y enfermero, deben confirmar en voz alta la identidad del paciente, sitio quirúrgico y procedimiento a realizar, antes de la incisión quirúrgica.

Igualmente, cada profesional debe comentar los puntos clave de la intervención y los posibles riesgos, siguiendo las preguntas de la lista de verificación.

Finalmente se confirmará si se ha administrado la profilaxis antibiótica y si las imágenes previas a la cirugía pueden visualizarse correctamente.

En la **fase de salida**, se confirmará verbalmente el nombre del procedimiento realizado, y se llevará a cabo el contaje de gasas e instrumental y se etiquetarán de manera correcta muestras en caso de que las haya. Se examinarán también los problemas que se hayan podido producir con el instrumental y los equipos, y por último, antes de que el paciente salga de quirófano, el cirujano, anestesista y enfermero, revisarán los principales aspectos de la recuperación y su tratamiento.

3.1. IMPLANTACIÓN DE CHECK-LIST

En la implantación del check-list quirúrgico, como en cualquier cambio que se realiza, será necesaria una cierta práctica para que los equipos aprendan a utilizar eficazmente la lista de verificación.

Algunas personas pueden considerarla una imposición, o incluso una pérdida de tiempo y como consiguiente, no cumplirlo.

Sin embargo, el objetivo consiste en proporcionar a los equipos quirúrgicos un conjunto sencillo y eficiente de controles prioritarios, para mejorar la eficacia del trabajo en equipo y la comunicación.

Muchas de las medidas de la lista de verificación ya se ejecutan en los quirófanos de todo el mundo; sin embargo, son pocos los que las aplican de forma fiable.

La lista de verificación tiene dos propósitos: garantizar la homogeneidad en la seguridad del paciente e introducir (o mantener) una cultura que valore este objetivo. Para que la aplicación de la lista de verificación tenga éxito, requiere ser adaptada a las expectativas de cada centro, lo cual implica de forma directa a los líderes del hospital, tanto de anestesia, como de cirugía y de enfermería

Deben estar convencidos de que la seguridad del paciente es una prioridad y que con esta lista de verificación, se puede conseguir.

Para ello se precisa de un seguimiento y evaluación continua para ver cómo los diferentes trabajadores se adaptan a este nuevo método, que al principio puede resultar pesado y largo, pero que conforme se van familiarizando, resulta más sencillo y eficaz. Los departamentos de cirugía, anestesia y enfermería deben expresar públicamente su convicción de que la seguridad es una prioridad y de que la "Lista OMS de verificación de la seguridad de la cirugía", puede contribuir a hacerla realidad. Para demostrarlo, existen una serie de medidas que ayudan a implantar esta herramienta dentro de los quirófanos cuando los centros comienzan a instaurarla:

- **Formar un equipo:** es importante que todo el mundo se involucre en este nuevo sistema y participen de forma activa.
- **Empezar por poco:** muchas veces, los cambios en la forma de trabajo, causan rechazo en los trabajadores, con lo que se ha demostrado que intentar aplicar esta herramienta en un centro, en todos los quirófanos a la vez, ha tenido menos éxito que en aquellos donde se ha empezado con uno y poco a poco ha ido a más.
- **Registrar cambios y mejoras:** registrar las mejoras obtenidas con esta herramienta y exponerlo ante los trabajadores, es una buena forma de incentivar a seguir por el mismo camino.

4. BIBLIOGRAFÍA

- España. Ministerio de Sanidad y Consumo. Secretaría General de Sanidad. Dirección General de la Agencia de Calidad del Sistema Nacional de Salud. Estudio Nacional sobre los Efectos Adversos ligados a la Hospitalización. ENEAS 2005 [en línea]. Madrid: Ministerio de Sanidad y Consumo. Centro de publicaciones, 2006. [Consulta 10-1-2018]. Disponible en: https://www.

msssi.gob.es/organizacion/sns/planCalidadSNS/pdf/excelencia/opsc_sp2.pdf

- ORTIZ, Héctor. *La prevención de los efectos adversos en Cirugía* [en línea]. Disponible en: https://www.seguridaddelpaciente.es/resources/documentos/III_Conferencia/30_aec_ortiz.pdf
- WHO [World Health Organization]; et al. *La cirugía salva vidas* [en línea]. Ginebra: World Health Organization, 2009. [Consulta 10-1-2017]. Disponible en: http://apps.who.int/iris/bitstream/10665/70084/1/WHO_IER_PSP_2008.07_spa.pdf
- WHO [World Health Organization]. *Manual de aplicación de la lista OMS de verificación de la seguridad de la cirugía* [en línea]. Ginebra: World Health Organization, 2009. [Consulta 10-1-2017]. Disponible en: http://apps.who.int/iris/bitstream/10665/44233/1/9789243598598_spa.pdf

CAPÍTULO 6

IDENTIFICACIÓN INEQUÍVOCA DE PACIENTES

Autora

Sara Somolinos Horcajuelo

ÍNDICE

1. INTRODUCCIÓN

En el curso de la asistencia sanitaria, se registran con frecuencia errores relacionados con la identificación de los pacientes que pueden conllevar consecuencias fatales. Entre estos errores se encuentra la administración de medicación, transfusiones de hemoderivados, pruebas diagnósticas o intervenciones quirúrgicas. Pero además, en nuestro día a día, confiamos excesivamente en la memoria obviando aquellas **comprobaciones vitales que nos confirman que estamos atendiendo a la persona correcta, en el momento correcto y con la práctica adecuada,** pudiendo llegar a cometer errores graves.

En muchas ocasiones la identificación verbal no es suficiente. Esto ocurre en situaciones como pacientes con bajo nivel de conciencia, o unidades como la UCI, donde los pacientes pueden estar bajo efectos de la sedación, o pacientes con baja capacitación para poder identificarse. Esto exige un método de identificación del paciente más seguro.

Tal y como se ha indicado en varias ocasiones, los estudios realizados en nuestro contexto sanitario, ponen de relevancia la gravedad del problema. Así, el estudio ENEAS realizado en nuestro país en 2005, encontró que un 8,4% de los pacientes ingresados en los hospitales españoles padece eventos adversos. Teniendo en cuenta que de todos los eventos adversos, el 37,4% están relacionados con la medicación y el 7,6% con los cuidados. Según los datos obtenidos en el proyecto SENECA, del año 2009, se encontró que en 12 de los 33 hospitales evaluados (36,4%) no se disponía de un sistema de identificación inequívoca y que en 13 hospitales (39,4%) no existía un protocolo de identificación.

Por todo ello, en la actualidad, la Seguridad del Paciente se ha convertido en uno de los principales objetivos de los sistemas sanitarios, tratando así de instaurar métodos que aseguren la identificación inequívoca como una de las acciones clave en las estrategias de mejora de la seguridad. En este sentido, **la OMS resuelve en mayo de 2007 que la identificación inequívoca de pacientes es un elemento fundamental para que la seguridad de los mismos, y en su relación con los servicios sanitarios, tendrá el máximo nivel.** El Ministerio de Sanidad, Servicios Sociales e Igualdad (MSSSI) dentro de su Plan de Calidad del año 2007, lo recoge en la estrategia 8, la mejora de la seguridad de los pacientes atendidos en los centros sanitarios del Sistema Nacional de Salud.

2. RECOMENDACIONES GENERALES

Como hemos mencionado anteriormente, se buscan nuevas medidas que ayuden a reducir los errores de identificación de pacientes, **aunque actualmente no existe una normativa que lo regule.**

En el entorno sanitario, existen organizaciones como la Organización Mundial de la Salud que abogan y velan por la mejora de la seguridad de los pacientes, analizan los sucesos que se acompañan de daño o lesión para los pacientes, y dan recomendaciones generales para evitarlas.

Las recomendaciones para una identificación inequívoca según estas organizaciones son las siguientes:

- **Fomentar el uso de dos datos identificadores inequívocos** (aquellos que pertenecen a un solo paciente y no pueden ser compartidos por otros). Se consideran datos inequívocos el nombre y apellidos del paciente, fecha de nacimiento y número de historia clínica. No se consideran inequívocos el diagnóstico del paciente, número de cama o habitación, ni unidad de ingreso.
- Utilizar una **pulsera identificativa.**
- **Promover el etiquetado** de las muestras ante el paciente, en el mismo momento de la extracción.
- **Formar al personal** en el procedimiento adecuado para la identificación de los pacientes y la necesidad de verificarla ante cualquier intervención de riesgo.

FIGURA 1

Recomendaciones para la identificación

Fuente: elaboración propia.

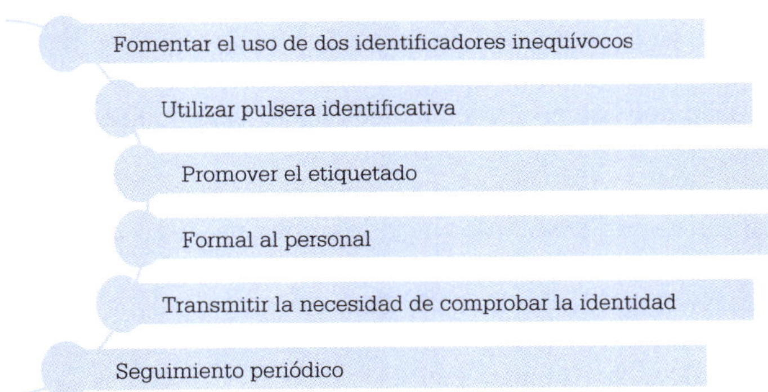

- **Transmitir a los profesionales la necesidad de comprobar la identidad de los pacientes** y certificar que se trata del paciente correcto y el procedimiento indicado antes de realizarlo.
- **Incorporar activamente al paciente** y a su familia en el proceso de identificación.

- Hacer un **seguimiento periódico** del proceso de identificación en los pacientes hospitalizados.

3. SISTEMAS DE IDENTIFICACIÓN

3.1. PULSERAS IDENTIFICATIVAS

Las pulseras identificativas son dispositivos que se colocan al paciente, generalmente en muñeca o tobillo, donde están impresos los identificadores inequívocos del paciente (nombre, apellidos, fecha de nacimiento y número de historia clínica). Estas pulseras deben ser cómodas, de material hipoalergénico, y se imprimirán desde admisión al llegar el paciente al hospital.

El sanitario que tenga el primer contacto con el paciente, debe ser el que lo identifique físicamente, el resto de personal, realizará las comprobaciones oportunas para asegurarse que está ante el paciente correcto. Esta identificación debe llevarse a cabo por cualquier sanitario que atienda al paciente y siempre antes de administrar cualquier medicación o hemoderivado, realización de pruebas diagnósticas, cirugías o extracción de analíticas.

La pulsera identificativa estaría indicada en los siguientes pacientes:

- Pacientes que acudan a la urgencia, tanto adultos, como pediátricos.
- Pacientes ingresados en el hospital.
- Pacientes que van a hospital de día a recibir tratamiento, o pruebas diagnósticas invasivas.
- Pacientes neonatos.

FIGURA 2

Pulsera identificativa

Fuente: http://www.madrid.org/cs/Satellite?cid=1142560621925&language=es&pageid=1159444389315&pagename=PortalSalud%2FCM_Actualidad_FA%2FPTSA_pintarActualidad&vest=1159444389315

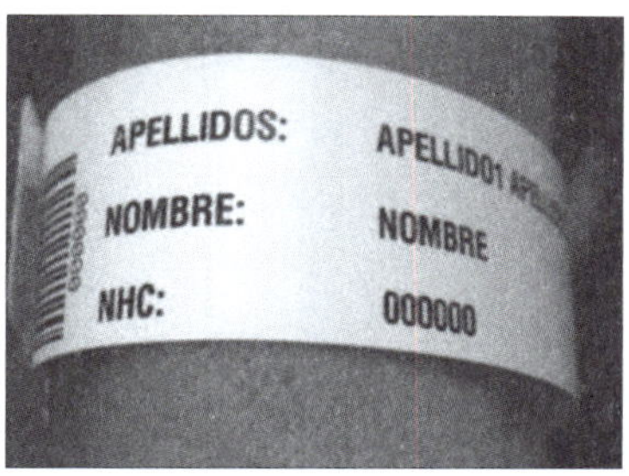

Actualmente, algunos sistemas informáticos imprimen pulseras con códigos de barras para aumentar de manera significativa la seguridad del paciente. Este método consiste en escanear el código de barras de la pulsera del paciente, y mediante un sistema informático, comprobar que los datos del paciente coinciden con la medicación que se va a administrar o hemoderivados. Se ha demostrado que con este método ha disminuido la tasa de error de identificación de pacientes.

A pesar de la importancia de estos sistemas, se ha evaluado la adhesión de los profesionales al uso de pulseras identificativas y, aunque presentan una cobertura aceptable, **los profesionales no se sienten implicados en el proceso de identificación,** ya que no los utilizan habitualmente en los procedimientos establecidos e informan con poca frecuencia al paciente en el momento de su colocación.

3.2. MÉTODOS DE RADIOFRECUENCIA

El uso de radiofrecuencia o RFID, (Radio Frequency Identification) ha abierto nuevas alternativas a los métodos comentados anteriormente. Con estas nuevas etiquetas el personal sanitario es más rápido y eficaz en la identificación de los pacientes y en acceder a sus registros médicos, agilizando procesos como el de admisión y los desplazamientos entre las secciones del hospital. Además, estas pulseras funcionan como extensiones de las historias clínicas de los pacientes. Consisten en leer un chip que normalmente va integrado en la pulsera del paciente. El sanitario con sólo pasar la PDA por encima del chip, podrá obtener toda la información necesaria del paciente al que va a atender.

3.3. MÉTODOS BIOMÉTRICOS

Aunque el uso de pulseras identificativas es hasta el momento el sistema más utilizado en todos los hospitales, hay otros más novedosos, que sin duda en un futuro podrán ser utilizados, disminuyendo, más aún, los errores derivados de la identificación correcta de un paciente.

Estos métodos son los conocidos como métodos biométricos: huellas digitales, geometría de la mano, termografía, análisis del iris, análisis de la retina, venas del dorso de la mano, reconocimiento facial o patrón de voz.

Si bien se han probado estos métodos (análisis del iris) con gran aceptación tanto por personal sanitario como pacientes, aún no está instaurado en nuestro sistema sanitario.

FIGURA 3

Métodos biométricos

Fuente: http://www.copit.org.ar/general/66/los-sistemas-de-identificacion-biometrica-y-la-seguridad-publica

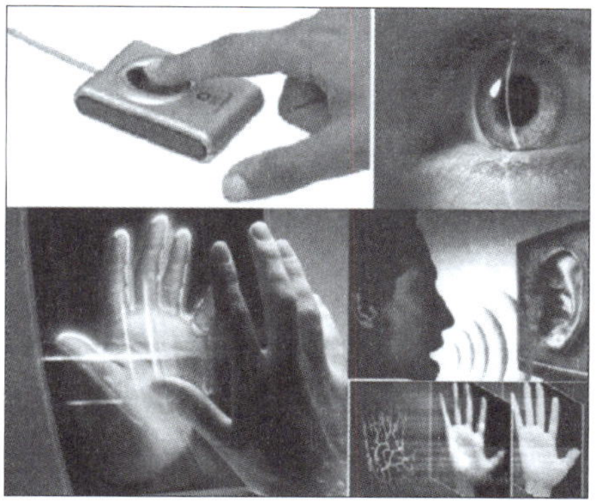

4. ESTRATEGIA DE SEGURIDAD DEL PACIENTE DEL SISTEMA NACIONAL DE SALUD

El Ministerio de Sanidad, Servicios Sociales e Igualdad (MSSSI) impulsa y promueve la Estrategia de Seguridad del Paciente del Sistema Nacional de Salud (SNS), desarrollada desde el año 2005 en colaboración con las Comunidades Autónomas y el Instituto Nacional de Gestión Sanitaria (INGESA), que integra las aportaciones de los profesionales sanitarios y de los pacientes a través de sus organizaciones.

Los objetivos de la estrategia inicialmente se orientaron a:

- Promover y mejorar la cultura de la seguridad en las organizaciones sanitarias.
- Incorporar la gestión del riesgo sanitario.
- Formar a los profesionales y a los pacientes en aspectos básicos de seguridad del paciente.
- Implementar prácticas seguras.
- Implicar a pacientes y ciudadanos.

Tras diez años de desarrollo, se plantea esta actualización para un nuevo quinquenio 2015-2020, con el fin de tener un instrumento que de una visión general de lo realizado previamente y facilite la reflexión y la toma de decisiones consensuadas en torno a la Seguridad del Paciente en el SNS para este nuevo periodo.

En este nuevo periodo se ha fijado como uno de los objetivos generales la identificación inequívoca de pacientes como una práctica clínica segura, desarrollándose así unos objetivos específicos y unas recomendaciones:

4.1. OBJETIVOS ESPECÍFICOS

- **Promover la identificación inequívoca del paciente correcto**, procedimiento correcto y lugar correcto.
- **Promover la identificación inequívoca** de los pacientes con riesgos específicos.
- **Asegurar la identificación inequívoca** de las muestras biológicas determinantes para el diagnóstico.
- **Fomentar la identificación inequívoca** de los documentos clínicos del paciente.

4.2. RECOMENDACIONES

- **Desarrollar e implementar acciones para la correcta identificación** del paciente que incluyan:
  - Utilizar al menos dos identificadores únicos del paciente.
  - Utilizar preferentemente métodos de identificación automatizados.
  - Comprobar la identificación del paciente en cada procedimiento, especialmente, en los de alto riesgo.
  - Establecer sistemas estandarizados de identificación inequívoca de pacientes y de aquellos con riesgos específicos.
  - Formar al personal en el procedimiento adecuado para la identificación de los pacientes y la necesidad de verificarla, al menos ante cualquier intervención de riesgo.
  - Incorporar activamente al paciente/cuidador en el proceso de identificación.
  - Realizar una evaluación y seguimiento del proceso de identificación.
- **Identificar inequívocamente al recién nacido** antes de salir del paritorio y en presencia de la madre o familiar, siempre que sea posible.
- **Comprobar inequívocamente la titularidad del documento clínico** de cada usuario que se utilice durante la asistencia sanitaria.
- **Etiquetar las muestras biológicas y pruebas de imagen** en el mismo momento de su obtención.

- **Establecer acciones que aseguren la trazabilidad** de muestras biológicas, sólidas y líquidas, reemplazables o no y determinantes para el diagnóstico, desde el origen de la obtención de la muestra.
- **Establecer mecanismos a nivel hospitalario y extra hospitalario** para identificar pacientes no identificables, y diferenciar adecuadamente aquellos con identificadores similares (mismo nombre, etc.).

FIGURA 4

Recomendaciones

Fuente: elaboración propia.

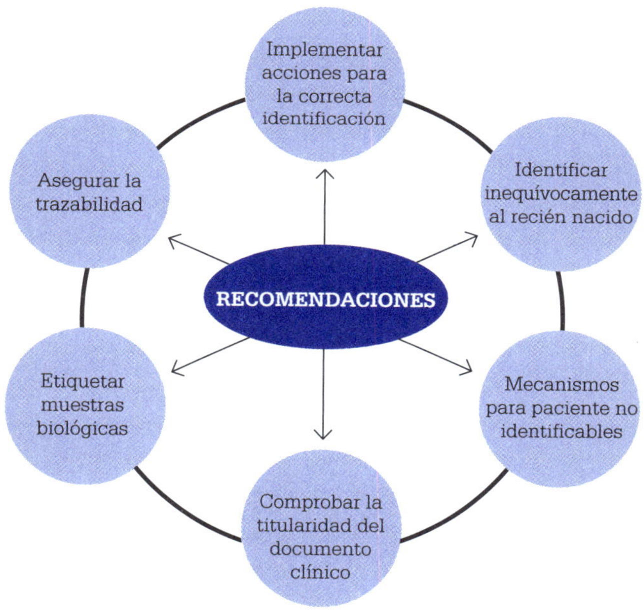

5. PROTOCOLOS A NIVEL NACIONAL

Tras darse cuenta de la importancia que tiene la identificación inequívoca en nuestro país, diferentes Comunidades Autónomas han comenzado a implantar protocolos en sus centros.

A continuación, se resume el Protocolo de Identificación Inequívoca de Pacientes de la Comunidad de Madrid, aunque actualmente son muchas las Comunidades Autónomas que tienen su protocolo.

Identificación inequívoca de pacientes en el Servicio Madrileño de Salud (2014):

5.1. OBJETIVOS

Como objetivo principal se pretende asegurar la correcta identificación de los pacientes durante su contacto con el hospital, y evitar así errores relacionados con la asistencia sanitaria.

Como objetivos secundarios, verificar la identificación del paciente antes de cualquier procedimiento y mantener identificados a los pacientes correctamente mediante pulsera identificativa.

5.2. RESPONSABILIDAD

La responsabilidad de la divulgación, despliegue y la implementación recae sobre la dirección de enfermería. Los mandos intermedios de enfermería serán los encargados de que el protocolo sea conocido y aplicado en todas las áreas de atención.

Los responsables de la aplicación y cumplimiento del protocolo serán el personal de enfermería, y el servicio de calidad evaluará la implementación y/o resultado de la aplicación del protocolo.

5.3. ÁMBITO ASISTENCIAL

Se aplica a todos los profesionales de enfermería que desarrollan su actividad en: áreas de hospitalización, hospitales de día, cirugía mayor ambulatoria, servicios donde se realizan pruebas diagnósticas o terapéuticas invasivas y servicios de urgencias.

5.4. POBLACIÓN DIANA

Pacientes adultos y pediátricos, ingresados en unidades de hospitalización, atendidos en hospitales de día, cirugía mayor ambulatoria (CMA), servicios de urgencias y pacientes ambulatorios, que precisan de pruebas diagnósticas o terapéuticas invasivas.

5.5. IDENTIFICACIÓN

- **La identificación del paciente requiere al menos la comprobación de dos identificadores inequívocos**: nombre y apellidos, número de historia clínica (NHC), y fecha de nacimiento.
- La validación de los datos se repetirá verbalmente si es posible en todos los contactos de la asistencia sanitaria.

- La pulsera estará indicada en todos los pacientes comentados en el punto anterior: pacientes adultos y pediátricos, ingresados en unidades de hospitalización, atendidos en hospitales de día, cirugía mayor ambulatoria (CMA), servicios de urgencias y pacientes ambulatorios, que precisan de pruebas diagnósticas o terapéuticas invasivas.
- La expedición tendrá lugar en el sitio destinado para tal fin en cada centroo, después de verificar la identidad del paciente. Se deberán incluir al menos dos identificadores inequívocos.
- Serán responsables de informar al paciente sobre la pulsera, aquellos profesionales que coloquen la pulsera y todo profesional que atienda al paciente; y se colocará en muñecas o tobillos.
- Se deberá verificar la pulsera del paciente cada vez que se le reciba en un nuevo servicio, o antes de administrar medicamentos o componentes sanguíneos.
- La pulsera deberá permanecer puesta el tiempo que el paciente esté en el hospital, y deberá ser reemplazada si se rompe, los datos son ilegibles o erróneos y si se corta de manera accidental.

6. BIBLIOGRAFÍA

- ÁLVAREZ GIL, María José; AGUADO CORREA, Francisco. "La radio frecuencia en la atención y gestiçón hospitalarias: un camino hacia la Smart Health". En: *Smarthealth* [página Web]. [Consulta 11-1-2018]. Disponible en: http://smartandhealth.com/index.php/homepage-2/96-expert/244-radiofrecuencia-smart-health
- España. Ministerio de Sanidad, Política Social e Igualdad. Plan de calidad para el Sistema Nacional de Salud 2010 [en línea]. [Consulta 10-1-2017]. Disponible en: http://www.mspsi.es/organizacion/sns/planCalidadSNS/pdf/pncalidad/PlanCalidad2010.pdf
- España. Ministerio de Sanidad, Servicios Sociales e Igualdad. Estrategia de seguridad del paciente del Sistema Nacional de Salud. Periodo 2015-2020 [en línea]. Madrid: Ministerio de Sanidad, Servicios Sociales e Igualdad. Centro de publicaciones, 2016. [Consulta 10-1-2018]. Disponible en: https://www.seguridaddelpaciente.es/resources/documentos/2015/Estrategia%20Seguridad%20del%20Paciente%202015-2020.pdf
- España. Ministerio de Sanidad y Consumo. Secretaría General de Sanidad. Dirección General de la Agencia de Calidad del Sistema Nacional de Salud. Estudio Nacional sobre los Efectos Adversos ligados a la Hospitalización. ENEAS 2005 [en línea]. Madrid: Ministerio de Sanidad y Consumo. Centro

de publicaciones, 2006. [Consulta 10-1-2018]. Disponible en: https://www.msssi.gob.es/organizacion/sns/planCalidadSNS/pdf/excelencia/opsc_sp2.pdf

- EX-CLE Soluciones biométricas. Biometría: primeros pasos en el sector de salud. [Consulta 10-1-2018]. Disponible en: http://www.ex-cle.com/biometria-primeros-pasos-en-el-sector-de-la-salud/
- IGNACIO GARCÍA, Emilio; RODRIGUEZ ESCOBAR, José (dir.). *La seguridad en los cuidados del paciente hospitalizado. Proyecto SÉNECA* [en línea]. Madrid: Ministerio de Sanidad y Política Social, 2010. [Consulta 11-1-2018]. Disponible en: http://www.mspsi.es/organizacion/sns/planCalidadSNS/pdf/ProyectoSENECA.pdf
- MARTÍNEZ-OCHOA, Eva M.; et al. "Evaluación de la implantación de un sistema de identificación inequívoca de pacientes en un hospital de agudos". *Medicina Clínica*. 2010, vol. 135, nº2 p. 61-66.
- MORÍS DE LA TASSA, J.; et al. "Identificación inequívoca de pacientes ingresados en hospitales del Sistema Nacional de Salud". *Medicina Clínica*. 2008. vol. 131, p. 72-78.
- WHO [World Health Organization]; et al. Patient identification [en línea]. Ginebra: World Health Organization, 2007. [Consulta 1-1-2018]. Disponible en: http://www.who.int/patientsafety/solutions/patientsafety/PS-Solution2.pdf

Bloque 4

Prácticas Seguras

Capítulo 7

USO SEGURO DEL MEDICAMENTO

Capítulo 8

SEGURIDAD EN LA TRANSFUSIÓN DE HEMODERIVADOS

Capítulo 9

RIESGO DE CAÍDAS

Capítulo 10

TRASPASO DE INFORMACIÓN

CAPÍTULO 7

USO SEGURO DEL MEDICAMENTO

Autor

José Julián Ortega Martínez

ÍNDICE

1. INTRODUCCIÓN AL ERROR DE LA MEDICACIÓN

La Definición de medicamento que hace el Real Decreto Legislativo 1/2015, por el que se aprueba el texto refundido de la Ley de garantías y uso racional de los medicamentos y productos sanitarios, es:

*"**Medicamento de uso humano:** toda sustancia o combinación de sustancias que se presente como poseedora de propiedades para el tratamiento o prevención de enfermedades en seres humanos o que pueda usarse en seres humanos o administrarse a seres humanos con el fin de restaurar, corregir o modificar las funciones fisiológicas ejerciendo una acción farmacológica, inmunológica o metabólica, o de establecer un diagnóstico médico".*

De tal forma, que un **error de medicación** es cualquier error que se produce dentro de los procesos del sistema de utilización de los medicamentos. El National Coordinating Council for Medication Error Reporting and Prevention (NCCMERP) define los errores de medicación como:

*"**Error en la medicación:** cualquier incidente prevenible que puede causar daño al paciente o dar lugar a una utilización inapropiada de los medicamentos, cuando éstos están bajo el control de los profesionales sanitarios o del paciente o consumidor".*

Estos incidentes pueden estar relacionados con:

- La práctica profesional.
- Con los productos.
- Con los procedimientos o con los sistemas.

Además, **incluye fallos en** la prescripción, comunicación, etiquetado, envasado, denominación, preparación, dispensación, distribución, administración, educación, seguimiento y utilización.

Algunas definiciones anteriores consideraban sólo como error de medicación a las desviaciones o diferencias entre la orden médica y la medicación recibida por el paciente, y se centraban principalmente en los errores de transcripción, dispensación y administración.

Sin embargo, **la definición actual incluye los errores de prescripción y seguimiento, puesto que además éstos suponen aproximadamente la mitad de los errores que se detectan y son los responsables de los acontecimientos adversos de mayor gravedad para los pacientes**.

1.1. CLASIFICACIÓN DE ERRORES (ADAPTACIÓN ESPAÑOLA DEL NCCMERP)

1. Medicamento erróneo.
   - Prescripción inapropiada:
     - Medicamento no indicado/apropiado para el diagnóstico.
     - Alergia previa o efecto adverso similar.
     - Medicamento inapropiado para el paciente por edad, situación clínica, etc.
     - Medicamento contraindicado.
     - Interacción medicamento-medicamento.
     - Interacción medicamento-alimento.
     - Duplicidad terapéutica.
     - Medicamento innecesario.
   - Transcripción/dispensación/administración de un medicamento diferente al prescrito.
2. Omisión de dosis o de medicamento.
   - Falta de prescripción de un medicamento necesario.
   - Omisión en la transcripción.
   - Omisión en la dispensación.
   - Omisión en la administración.
3. Dosis incorrecta.
   - Dosis mayor.
   - Dosis menor.
   - Dosis extra.
4. Frecuencia de administración errónea.
5. Forma farmacéutica errónea.
6. Error en el almacenamiento.
7. Error de preparación/manipulación/acondicionamiento.
8. Técnica de administración incorrecta.
9. Vía de administración errónea.

10. Velocidad de administración errónea.
11. Hora de administración incorrecta.
12. Paciente equivocado.
13. Duración del tratamiento incorrecta.
    - Duración mayor.
    - Duración menor.
14. Monitorización insuficiente del tratamiento.
    - Falta de revisión clínica.
    - Falta de controles analíticos
15. Medicamento deteriorado.
16. Falta de cumplimiento por el paciente.

TABLA 1

Clasificación de errores

Fuente: elaboración propia.

Tipos de error	
Medicamento erróneo	Prescripción inapropiada. Administración/dispensación diferente al prescrito.
Omisión de dosis o de medicamento	Falta de prescripción. Omisión de transcripción, dispensación...
Dosis incorrecta	Dosis mayor, menor o extra.
Frecuencia de administración errónea	
Forma farmacéutica errónea	
Error en el almacenamiento	
Error de preparación	
Técnica de administración incorrecta	
Vía de administración errónea	
Velocidad de administración errónea	
Hora de administración incorrecta	
Paciente equivocado	
Duración del tratamiento incorrecta	Duración mayor/menor.
Monitorización insuficiente del medicamento	Falta de revisión clínica y falta de controles analíticos.
Medicamento deteriorado	
Falta de cumplimiento por el paciente	

Con todo ello y según se contempla en el informe elaborado por Fundación Salud 2000 en Mayo de 2013, cuando se habla de la intervención de los profesionales de enfermería en el terreno del medicamento hay que referirse, al menos, a tres facetas de intervención activa:

- La denominada prescripción enfermera.
- La información terapéutica del medicamento: con especial referencia al adiestramiento e instrucción de los dispositivos para su aplicación.
- La colaboración en el seguimiento farmacoterapeútico en aras del cumplimiento terapéutico o adherencia al tratamiento: con lo que podría estar implicado en la mayoría de los errores tipificados anteriormente.

Para evitar errores relacionados con la medicación se recomienda la utilización de una metodología sistemática que comprueba una serie de correctos. **Se trata de la regla de las 5 "cés" o los cinco correctos.**

2. SISTEMÁTICA DE COMPROBACIONES CON LA ADMINISTRACIÓN DE MEDICACIÓN

La regla fundamental a seguir para un correcto uso seguro del medicamento es la denominada regla de las 5 "cés":

FIGURA 1

Regla de los 5 correctos y las 5 Ces

Fuente: elaboración propia.

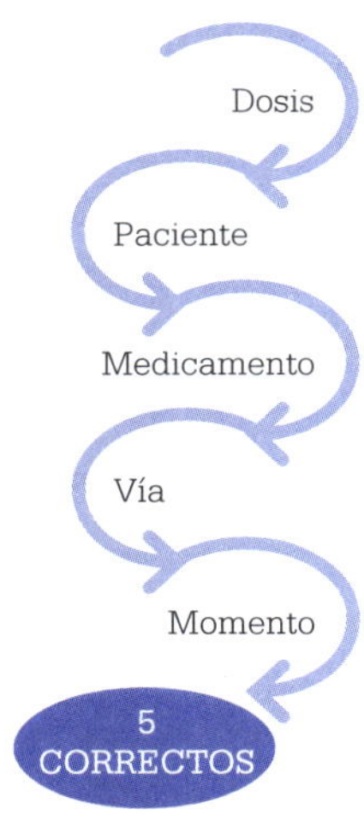

- La **dosis** correcta.
- Del **medicamento** correcto.
- Administrada al **paciente** correcto.
- A través de la **vía** correcta.
- En el **momento** correcto.

2.1. INCIDENTES Y EFECTOS ADVERSOS RELACIONADOS CON LA MEDICACIÓN

El concepto de acontecimiento adverso por medicamentos hace referencia a:

*"**Evento adverso por medicamento:** daño, grave o leve, causado por el uso terapéutico (incluyendo la falta de uso) de un medicamento" o "cualquier daño resultante del uso clínico de un medicamento".*

Los efectos no deseados como consecuencia de estos errores pueden clasificarse en:

- Acontecimientos adversos **prevenibles**: en los que el error es causado por mala actuación de cualquiera de los agentes sobre el acto del medicamento.
- Acontecimientos adversos **no prevenibles**: son aquellos que se producen a pesar de un uso apropiado de los medicamentos y se corresponden con las reacciones adversas a medicamentos según la acepción tradicional de la Organización Mundial de la Salud, OMS.

FIGURA 2

Acontecimientos adversos

Fuente: elaboración propia.

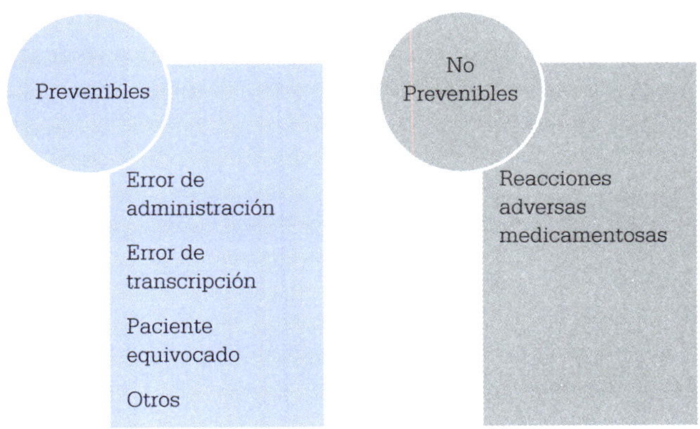

En los hospitales, y según un estudio financiado por la Sociedad Española de Farmacia Hospitalaria y desarrollado entre 1996 y 1998, el índice de errores de medicación se cifra en un 12,8%, estimándose que **podrían prevenirse en un 90% de los casos** mediante sistemas de detección y control.

Posteriormente un informe de la Sociedad Española de Farmacia Hospitalaria (SEFH) publicado en el 2001, cuantificaba **la tasa de errores de medicación en el 10%.** El estudio de la SEFH en el que se identificaban las causas de los errores de medicación, apuntan al **factor humano en el 56,7%** de los casos; seguido de problemas con el etiquetado, diseño y envasado de los medicamentos, en el 15,3% de los errores; y con problemas en la interpretación de las prescripciones, en el 15,1%

FIGURA 3

Causas de los errores de medicación según la SEFH

Fuente: elaboración propia.

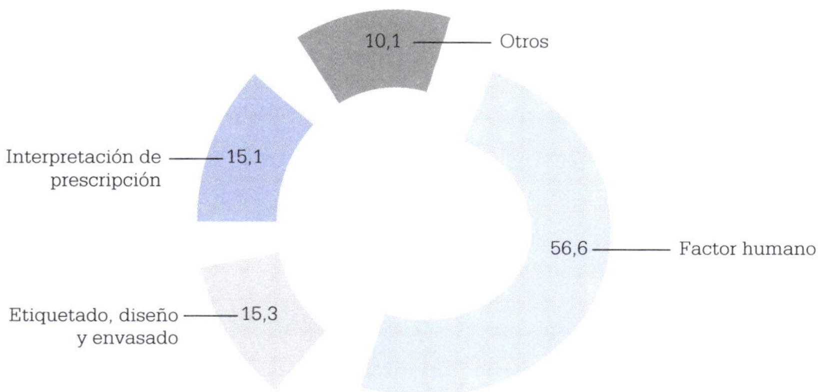

Se suele utilizar el término de **incidentes por medicamentos** para englobar a todos los problemas o sucesos, inesperados o no deseados, que se producen por error o no, durante los procesos de utilización de los medicamentos y que pueden causar o no daños al paciente.

3. REACCIONES ADVERSAS

Las reacciones adversas a fármacos son una consecuencia infortunada de la farmacoterapia; es la causa más frecuente de trastornos iatrogénicos en el hombre. Las reacciones adversas a fármacos se han clasificado en predecibles o no inmunológicas, y las predecibles o inmunológicas.

3.1. REACCIONES PREDECIBLES O NO INMUNOLÓGICAS

Suelen depender de la dosis, se relacionan con la acción farmacológica conocida del producto y pueden ocurrir en cualquier individuo sano. Éstas comprenden:

- Efectos colaterales: son las reacciones más comunes. Es una respuesta farmacológica normal pero no deseada.
- Sobredosis: son reacciones tóxicas debidas al exceso de la dosis o alteración en la excreción del fármaco.
- Interacciones con otros fármacos: al administrar dos o más fármacos se aumenta o se disminuye la respuesta de cada uno, o bien, pueden originar una reacción indeseable.
- Efectos secundarios: son los efectos indeseados, diferentes al que se busca como objetivo primario del tratamiento.
- Toxicidad acumulativa: se presentan por depósito del medicamento.
- Toxicidad retardada: se observa mucho tiempo después de estar expuesto a determinado medicamento.
- Exacerbación de la enfermedad: son conocidos estos efectos para algunos medicamentos.
- Teratogenicidad.
- Efectos en la espermogénesis.
- Daño cromosómico inducido por fármacos.

3.2. REACCIONES IMPREDECIBLES O INMUNOLÓGICAS

No suelen depender de la dosis, ni guardan relación con la acción farmacológica principal del producto. Se dividen en cuatro categorías:

- **Idiosincrasia:** es una respuesta anormal e impredecible que se presenta en una población genéticamente susceptible por variaciones en las vías del metabolismo, principalmente enzimáticas, que bajo situaciones normales no se expresan.
- **Intolerancia**: es causada por un bajo umbral a la acción farmacológica de un medicamento en particular.
- **Pseudoalergias**: se conocen como reacciones anafilectoides por su similitud con las reacciones mediadas por IgE o anafilácticas.
- **Alérgicas o de hipersensibilidad:** involucran mecanismos inmunológicos en su fisiopatogenia.

Para evitar dichas reacciones las recomendaciones a seguir son las siguientes:

- Asegurar el correcto cumplimiento terapéutico.
- Realizar una valoración integral.
- Intentar utilizar la forma farmacéutica de administración más sencilla.
- Evitar la automedicación.
- Mantener un listado actualizado de su medicación, con dosis y horarios de administración, en la historia clínica (que preferentemente debiera estar informatizada) para garantizar la continuidad entre los diferentes niveles de asistencia sanitaria.

Como conclusiones de todo lo visto hasta este momento, y dado que tanto lo errores como los incidentes ocurridos con la medicación tienen un concepto de prevención importante, parece clara la necesidad de instaurar estrategias de prevención, mediante sistemas de detección y control. Podemos utilizar las siguientes medidas de control, por ejemplo:

- **Implantar sistemas de gestión informatizada.**
- **Implantar controles de calidad.**
- **Correcto etiquetado de los medicamentos: nombre comercial, principio activo, dosis, nombre del paciente en el caso de las fórmulas magistrales.**
- **Dispensación del medicamento con la receta.**
- **Evitar el envasado y dispensación de medicamentos en multidosis.**
- **Procurar una actualización constante en los avances terapéuticos.**
- **Facilitar información individualizada escrita a los pacientes.**

4. CONCILIACIÓN DE LA MEDICACIÓN

4.1. DEFINICIÓN DE CONCILIACIÓN DE LA MEDICACIÓN

El National Prescribing Centre (NPC) apoyado por el National Institute for Health and Clinical Excellence (NICE), define la conciliación de la medicación como las "3 C's":

- **Collecting**: recopilar la información de la historia clínica, previa al ingreso, utilizando los datos más recientes y precisos para elaborar una lista de la medicación habitual del paciente.

- **Checking:** comprobar o verificar esta lista con la prescripción del hospital.
- **Communicating:** comunicar, a través de la documentación apropiada, los cambios, omisiones y discrepancias.

FIGURA 4

Conciliación de la medicación según la NICE

Fuente: elaboración propia.

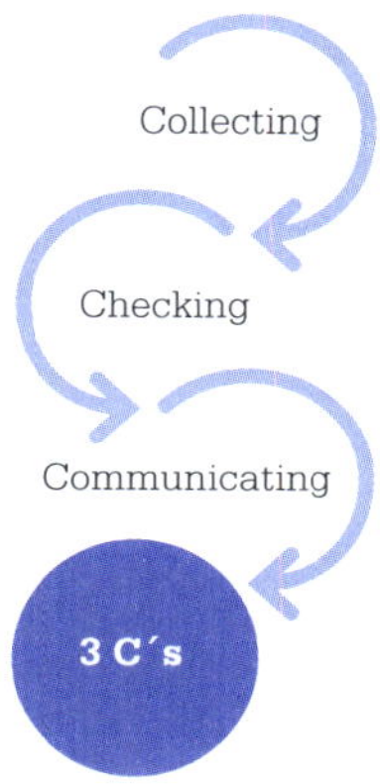

El "Documento de Consenso en Terminología y Clasificación en Conciliación de la Medicación" elaborado en el año 2009 por el grupo de Conciliación de la Sociedad Española de Farmacia Hospitalaria (SEFH) define la conciliación de la medicación como el **proceso formal y estandarizado de obtener, con la participación del paciente/cuidador, una lista completa de su medicación previa, compararla con la prescripción activa, y analizar y resolver las discrepancias encontradas**.

4.2. LOS OBJETIVOS DE LA CONCILIACIÓN DE LA MEDICACIÓN

- Garantizar que los pacientes reciben todos los medicamentos necesarios que estaban tomando previamente asegurándose de que están prescritos con la dosis, la vía y la frecuencia correctas, y que son adecuados a la situación del paciente y la nueva prescripción realizada en el hospital.
- Reducir el riesgo de errores de medicación producidos cuando el cuidado de un paciente se pasa de un entorno de atención sanitaria a otro.
- Reducir la confusión respecto a los regímenes de medicación del paciente (tanto para los profesionales sanitarios como para los pacientes).
- Mejorar la eficiencia de los servicios prestados.

En resumen; podemos decir que la conciliación de la medicación es el proceso de tratamiento de los pacientes compartido por todos y cada uno de los ámbitos asistenciales y de todos los profesionales implicados en el mismo. **Debe incluir procesos y acciones para prevenir errores en la trasmisión de información entre niveles asistenciales**.

5. PREVENCIÓN DE RIESGOS

Los errores relacionados con la medicación, son los eventos adversos que más frecuentemente ocurren en la práctica diaria, por tanto, es imprescindible la implantación de medidas en todas las fases del proceso: prescripción, transmisión y administración.

En el momento de la **prescripción,** las medidas que podemos implementar son las siguientes:

- Las actividades de supervisión y verificación en las indicaciones del profesional prescriptor.
- La generalización del uso de protocolos de atención y guías clínicas.
- La generalización de manuales de prescripción.
- La prescripción escrita sobre la verbal, dejando esta última sólo para casos de emergencia.
- Establecer un sistema de comunicación eficaz entre el equipo responsable, en el que los registros y observaciones médicos y de enfermería, sean el referente para la toma de decisiones clínicas.
- Escuchar al paciente y familiares, en aspectos relacionados con la medicación.
- El uso de sistema de prescripción informatizado, evitando escritura manual sujeta a interpretaciones.

En el momento de la **administración,** las medidas que podemos implementar son:

- La verificación de las 5 cés (5 correctos) en la administración.
- Evitar distracciones durante la preparación y administración de la medicación.
- Estimular la formación sobre las formas más adecuadas de administración de los medicamentos.
- Comprobar siempre la orden médica original con la hoja de administración de medicamentos.

- Registrar la administración de medicamentos inmediatamente después de hacerla.
- Preparar correctamente el medicamento antes de administrarlo.
- Realizar control por dos personas capacitadas, del cálculo de la dosis y velocidad de administración, de medicamentos intravenosos de riesgo.
- Uso de sistemas, como las bombas inteligentes, que gestionan avisos y alarmas ante dosis excesivas, o mezclas no compatibles.

En el momento de la **transmisión,** las medidas que podemos implementar se centran en hacer partícipes a pacientes, familiares y cuidadores en cuanto a:

- Comprobar que el medicamento y la dosis de su tratamiento habitual son correctos.
- Preguntar al profesional que ha hecho la prescripción, las dudas que puedan surgir sobre la medicación que se le ha prescrito.
- Solicitar información verbal y por escrito si la dificultad para cumplir el tratamiento lo requiere o siempre que se necesiten aclaraciones.
- Llevar un registro actualizado de la medicación que toma y que ha tomado con anterioridad: nombre comercial, principio activo, dosis, vía, fecha de inicio, motivo y posibles problemas relacionados.
- Facilitar información individualizada escrita a los pacientes sobre el esquema de su tratamiento farmacológico y sobre los medicamentos. Esta última medida, debe estar coordinada por médicos prescriptores de todos los niveles asistenciales, por los farmacéuticos y los profesionales de enfermería implicados en el proceso.

En cuanto a las **reacciones adversas no deseadas**:

- Realizar una correcta farmacovigilancia, que es la actividad de salud pública que tiene como objetivo la identificación, cuantificación, evaluación y prevención de los riesgos asociados al uso de los medicamentos ya comercializados.
- Potenciar y despenalizar el sistema de notificación de reacciones adversas. Por ejemplo, a través de la página del MSSSI y la Agencia del Medicamento, www.notificaram.es (Figura 5).
- Utilizar como alerta un apartado de seguridad de medicamentos vía Web.
- Realización de protocolos normalizados de trabajo de notificación y de utilización de determinados medicamentos.

FIGURA 5

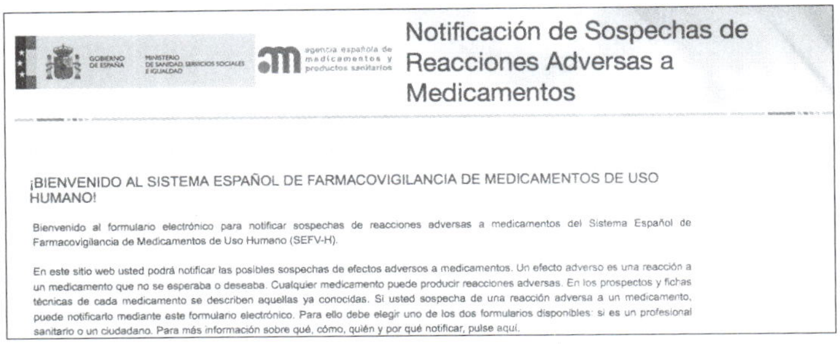
Notificación de Sospechas de Reacciones Adversas a Medicamentos
¡BIENVENIDO AL SISTEMA ESPAÑOL DE FARMACOVIGILANCIA DE MEDICAMENTOS DE USO HUMANO!
Bienvenido al formulario electrónico para notificar sospechas de reacciones adversas a medicamentos del Sistema Español de Farmacovigilancia de Medicamentos de Uso Humano (SEFV-H).
En este sitio web usted podrá notificar las posibles sospechas de efectos adversos a medicamentos. Un efecto adverso es una reacción a un medicamento que no se esperaba o deseaba. Cualquier medicamento puede producir reacciones adversas. En los prospectos y fichas técnicas de cada medicamento se describen aquellas ya conocidas. Si usted sospecha de una reacción adversa a un medicamento, puede notificarlo mediante este formulario electrónico. Para ello debe elegir uno de los dos formularios disponibles: si es un profesional sanitario o un ciudadano. Para más información sobre qué, cómo, quién y por qué notificar, pulse aquí.

TABLA 2

Medidas recomendadas

Fuente: elaboración propia.

Prescripcion	• Supervisión y verificación. • Protocolos y manuales de prescripción. • Prescripción escrita e informatizada.
Administración	• Verificación 5 C´s. • No distracciones durante la preparación. • Doble verificación de la medicación. DOBLE CHECK.
Transmisión	• Identificar información sobre las dificultades del tratamiento. • Información individualizadas entre los distintos niveles. • Registro de la medicación habitual.
Reacciones adversas no deseadas	• Correcta farmacovigilancia. • Notificación. • Protocolos.

5.1. TECNIFICACIÓN DE LOS SISTEMAS DE MEDICACIÓN

5.1.1. Bombas inteligentes

Para disminuir los errores humanos en la fase de administración, surgen los sistemas de infusión de segunda generación denominados "bombas de infusión inteligentes", que proporcionan los medios para detectarlos e interceptarlos. En ellas, se incorpora un software de seguridad que contiene una biblioteca de fármacos diseñada de manera específica para cada unidad de hospitalización.

La biblioteca de fármacos, está constituida por un conjunto de fármacos, en los que se define:

- Unidades de dosificación.
- Concentraciones estándares.
- Dosis máximas y mínimas.
- Ritmos de infusión.

Sobre cada fármaco se establecen límites relativos y absolutos, que permiten o no, seguir adelante con la administración. En los casos de superarse un límite relativo, salta una alarma que avisa al administrador para revisar la infusión, pudiendo seguir adelante con la misma. Si se supera un límite absoluto, no permite seguir adelante con la infusión.

No obstante, estas bombas no controlan todos los errores relacionados con el factor humano, puesto que puede que un medicamento correcto, se le administre al paciente equivocado, que no se administre a la hora indicada, que la vía de administración no sea la correcta; o que el medicamento en sí tampoco lo sea, bien porque no coincida con el que ha sido prescrito, o bien porque, aún coincidiendo, la concentración o las condiciones de preparación no sean las adecuadas.

FIGURA 6

Bomba inteligente

Fuente: elaboración propia.

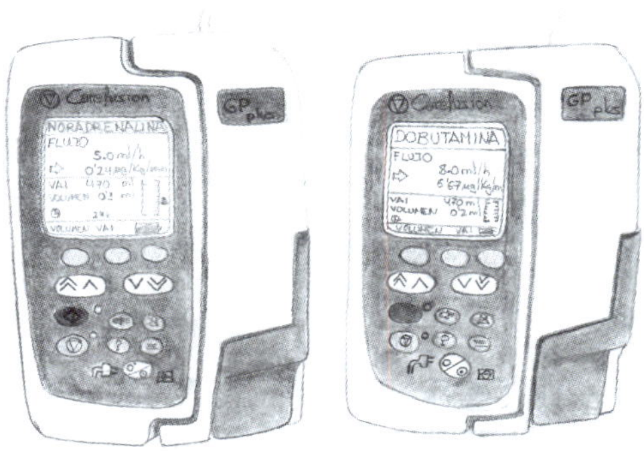

5.1.2. Sistema de trazabilidad con la medicación

Existe ya un abordaje completo, como posible solución integral, a todo el proceso relacionado con el medicamento.

Se trata de alguna empresa que dentro del ámbito del paciente oncológico, contempla todas las fases de preparación y administración de medicamentos, cumpliendo con la regla de los cinco correctos.

Además, dicha empresa está desarrollando un producto que abordará la unidosis de pacientes de hospitalización, dispensando en el punto de uso, la medicación prescrita a cada paciente y en bolsas individualizadas e identificadas, para que con el mismo sistema que se usa con el mencionado paciente oncológico, la enfermera confirme la administración de la medicación.

6. BIBLIOGRAFÍA

- ALLAN, E. L.; BARKER, K. N. "Fundamentals of medication error research". *American Journal of Health-System Pharmacy*. 1990, vol. 47, nº 3, p. 555-571.
- BATES, David W.; LEAPE, Lucian L.; PETRYCKI, Stephen. "Incidence and preventability of adverse drug events in hospitalized adults". *Journal of General Internal Medicine*. 1993, vol. 8, nº 6, p. 289-294.
- BLAISS, M.; DESAHAZO, R. "Alergia a fármacos". *Clin Pediat Norteam*. 1988; vol. 5, p. 1227-45.
- BURNS, Tony (ed.); et al. *Rook's Textbook of dermatology*. 5ª ed. Massachusetts: Blackwell, 2004.
- CODINA, Carles; et al. "Problemas relacionados con la medicación como causa del ingreso hospitalario". *Medicina Clínica*. 2002, vol. 118, nº 6, p. 205-210.
- DAHL, Mark V. "Drug reactions". En: DAHL, Mark V. *Clinical immunodermatology*. 3ª ed. Chicago: Year Book Medical Publishers, 1996. P.355-357.
- España. Ley 29/2006, de 26 de julio, de garantías y uso racional de los medicamentos y productos sanitarios. *BOE*, de 27 de julio de 2006, nº 178, pp. 28122-28165. Disponible en: https://www.boe.es/buscar/act.php?id=BOE-A-2006-13554
- FUNDACIÓN SALUD 2000. *Enfermería y medicamento* [en línea]. [Consulta 28-9-2016]. Disponible en: https://www.consejogeneralenfermeria.org/index.php/sala-de-prensa/doc-interes/send/19-documentos-de-interes/390-7-enfermeraymedicamento
- Institute for Healthcare Improvement. Million Lives Campaign. Getting Started Kit: Prevent Adverse Drug Events (Medication Reconciliation) How-to Guide [en línea]. Cambridge: Institute for Healthcare Improvement,

2008. [Consulta 14-10-2016]. Disponible en: http://www.ihi.org/resources/Pages/Tools/HowtoGuidePreventAdverseDrugEvents.aspx

- JARDÓN, C. "Errores de medicación, una enfermedad del sistema que precisa tratamiento". *Revista Española de Economía de la Salud*. 2002, vol. 1, nº 4, p. 713-747.
- LACASA DÍAZ, Carmen; HUMET CIENFUEGOS-JOVELLANOS, Carlos, COT GUILLÉN, Roser. *Errores de medicación: Prevención, diagnóstico y tratamiento*. Barcelona, EASO, 2001.
- LEAPE, L. L.; et al. *Breakthrough Series Guide: reducing adverse drug events*. Boston: Institute for Healthcare Improvement, 1998.
- Lug Healthcare Technology. *Trazabilidad en el medicamento*. [vídeo]. Disponible en: www.lughtechnology.com/
- MANRIQUE-RODRÍGUEZ, Silvia; et al. "Bombas de infusión inteligentes: luces y sombras de una tecnología en desarrollo". *Medicina clínica*. 2011, vol. 137, nº 8, p. 361-365.
- MERP, N. National Coordinating Council for Medication Error Reporting and Prevention (NCC-MERP). Taxonomy of Medication Errors. 1998.
- NICE [National Institute for Health and Clinical Excellence]. *Technical patient safety solutions for medicines conciliation on admission of adults to hospital* [en línea]. Londres: National Institute for Health and Clinical Excellence, 2007. [Consulta 10-10-2016]. Disponible en: http://www.nice.org.uk/PSG001
- NPC [National Prescribing Centre]. *Medicines reconciliation: a guide to implementation* [en línea]. 2008 [Consulta 14-10-2016]. Disponible en: https://www.nicpld.org/courses/fp/assets/MM/NPCMedicinesRecGuideImplementation.pdf
- OTERO LÓPEZ, M. J.; et al. "Errores de medicación: estandarización de la terminología y clasificación. Resultados de la Beca Ruiz Jarabo". *Farm Hosp*. 2003, vol. 27, nº3, p. 137-149.
- WEISS, Michael E. "Drug allergy". *Medical Clinics of North America*. 1992, vol. 76, nº 4, p. 857-882.
- World Health Organization. Requirements for adverse reaction reporting.
- Geneva, Switzerland:World Health Organization; 1975.

Capítulo 8

SEGURIDAD EN LA TRANSFUSIÓN DE HEMODERIVADOS

Autor

David González Bravo

ÍNDICE

1. INTRODUCCIÓN

La transfusión de componentes sanguíneos está regulada por el BOE (Real Decreto 1088/2005, Orden SCO/322/2007, Real Decreto 1343/2007) lo que significa que está rodeada de unos aspectos legales, médicos, éticos y sociales especiales y muy diferentes a otras prácticas. La mayoría de los centros sanitarios elaboran guías de actuación con el objetivo de cumplir las normas de seguridad propias del proceso de la transfusión y facilitar el principio de menor riesgo para el receptor.

Es importante tener en cuenta una serie de generalidades inherentes a la transfusión de componentes sanguíneos:

- La transfusión es una terapéutica transitoria, por lo que siempre es posible tratar la causa.
- Debe ser una terapéutica individualizada en función de la edad, enfermedades de base, síntomas y datos analíticos.
- Debe seleccionarse el producto sanguíneo idóneo a la dosis necesaria para corregir los síntomas o conseguir el efecto deseado.
- Excepto en casos de urgencia vital, antes de una transfusión debe realizarse el Grupo ABO y el escrutinio de otros anticuerpos antieritrocitos, los llamados anticuerpos irregulares.
- El grupo ABO y Rh únicamente se debe considerar definitivo cuando se ha realizado en dos muestras diferentes.
- Siempre que sea posible se debe conseguir el consentimiento informado expreso del paciente para la transfusión de componentes sanguíneos.
- Antes de enviar una muestra al Banco de Sangre del centro para estudio, el profesional que realiza la extracción debe comprobar de forma inequívoca los datos de identificación del paciente y la muestra.
- Antes de administrar una transfusión el profesional que la realiza deberá comprobar de manera inequívoca los datos de identificación del paciente y de la unidad del hemoderivado, la compatibilidad entre el receptor y la unidad a transfundir, así como la fecha de caducidad de la unidad.
- Toda transfusión deberá realizarse a través de sistemas de infusión con filtros de, al menos, 170 μm. No debe mezclarse con ninguna solución ni medicación. Debe iniciarse muy lentamente y, tras comprobar que no se produce ninguna reacción transfusional inmediata en el paciente, puede aumentarse el ritmo de infusión.
- El paciente debe estar supervisado durante la transfusión y en caso de que presente cualquier reacción adversa debe seguirse el protocolo establecido

en el centro. En caso de reacción, la bolsa causante no debe desecharse, debe ser enviada al Banco de Sangre para realizar los procedimientos y comprobaciones pertinentes.

- En la historia clínica del paciente debe quedar constancia documental del tipo de producto y del número de identificación de los productos transfundidos. Siempre se conservará el documento o albarán de retirada de productos sanguíneos facilitado en el Banco de Sangre del centro.

2. EFECTOS ADVERSOS DE LA TRANSFUSIÓN

Todos los esfuerzos humanos y económicos realizados en los últimos 20 años han dado lugar a que la transfusión sea actualmente muy segura desde el punto de vista de transmisión de enfermedades. Sin embargo, persisten algunos riesgos que deben ser detectados, identificados, tratados y comunicados al Responsable de Hemovigilancia del centro. Si se consideran graves, además, deben ser comunicados al Comité de Transfusión del centro y al Responsable Estatal de Hemovigilancia.

Actualmente los mayores riesgos radican en la incorrecta identificación en las muestras enviadas para estudio y en la identificación errónea del paciente en el momento de la transfusión, siendo estos errores la principal causa de efectos graves, incluyendo la muerte.

Para evitar estos errores se deben introducir aplicativos de identificación electrónica mediante sistemas de códigos de barras.

En todos los casos se debe avisar al Servicio de Banco de Sangre y enviar las muestras pertinentes requeridas según protocolo de actuación, la unidad causante de la reacción y el sistema de transfusión que se utilizó.

En las Tablas 1 y 2 se resumen, respectivamente, los principales efectos adversos agudos (en las primeras 24 horas) y retardados (después de las primeras 24 horas) de la transfusión de los distintos componentes sanguíneos.

TABLA 1

Efectos adversos agudos de la transfusión

Fuente: Montoya Gonzalez M.C. Ezpeleta Irazoz I. Guía de transfusión de componentes sanguíneas en adultos. Servicio Navarro de Salud.

Efecto adverso	Causa	Manifestaciones	Tratamiento
Reacción hemolítica aguda	Incompatibilidad ABO. Otros anticuerpos antieritrocitarios hemolizantes en el receptor.	Malestar general. Dolor en el tórax, abdomen y/o en el punto de inyección. Fiebre, escalofríos. Hipotensión. Shock. CID.	Prevenir cumpliendo las recomendaciones de extracción y transfusión. Hidratación y furosemida (1-2 mg/kg) ± diálisis. Dopamina 5 μg/kg/min. Tratamiento de CID.
Reacción febril no hemolítica	Citoquinas en el componente.	Elevación de temperatura. Escalofríos.	Antipiréticos.
Reacción alérgica	IgE en receptor frente a antígenos en el componente.	Urticaria. Broncoespasmo. Shock.	Antihistamínicos. Corticoides. Adrenalina.
Aloinmunización con destrucción inmediata de plaquetas	Destrucción de las plaquetas transferidas por anticuerpos anti-HLA en receptor.	Fiebre. Escalofríos. No incremento de cifras de plaquetas tras transfusión.	Antipiréticos. Transfusión de plaquetas HLA compatibles en el futuro.
Contaminación bacteriana	Contaminación bacteriana del componente.	Cambio de color del producto.	Tratamiento del shock séptico.
Sobrecarga circulatoria	Aumento de la volemia.	Insuficiencia cardíaca congestiva.	Tratamiento de la insuficiencia cardiaca.
Hemólisis no inmune	Calentamiento de la unidad. Sobrepresión.	Hemoglobinuria. Hemoglobinemia.	Detener la transfusión. Tratamiento sintomático.
Reacción de hipotensión	Citoquinas en componente.	Hipotensión. Disnea, disminución de $SatO_2$. Urticaria.	Detener la transfusión. Tratamiento sintomático.

TABLA 2

Efectos adversos retardados de la transfusión

Fuente: Montoya Gonzalez M.C. Ezpeleta Irazoz I. Guía de transfusión de componentes sanguíneas en adultos. Servicio Navarro de Salud.

Efecto adverso	Causa	Manifestaciones	Tratamiento
Reacción hemolítica retardada	Anticuerpos irregulares no detectables.	Ictericia hasta 7 días después de la transfusión.	Soporte Siguientes transfusiones con hematíes negativos para el antígeno implicado.
Aloinmunización	Anticuerpos frente a antígeno diferentes.	Hallazgo analítico. Causa de futuras reacciones.	Siguientes transfusiones con hematíes negativos para el antígeno implicado.
Enfermedad injerto contra huésped	Linfocitos T viables en componente sanguíneo, contra antígenos HLA de receptor inmunodeprimido.	Fiebre. Rash. Diarrea. Hepatitis. Pancitopenia.	Prevención con transfusión de los productos celulares irradiados.
Transmisión de agentes infecciosos	Infección en donante no detectada.	Hepatitis B. Hepatitis C. VIH. Otras.	Tratamientos disponibles.
Hemosiderosis	Cada concentrado de hematíes aporta 250 mg de hierro.	Hepáticas. Cardíacas. Endocrinas. Articulares.	Tratamiento quelante.

3. ESCENARIOS DE LA TRANSFUSIÓN DE HEMODERIVADOS

3.1. TRANSFUSIÓN SANGUÍNEA EN CIRUGÍA PROGRAMADA

Es importante identificar intervenciones quirúrgicas en las que se puedan esperar pérdidas hemáticas significativas y la necesidad de transfusión, con el objetivo de tener estos hemoderivados disponibles, en lugar de utilizar la vía de la transfusión urgente.

3.1.1. Valoración preoperatoria

El objetivo de la valoración preoperatoria es detectar aquellos pacientes que probablemente requieran transfusión durante su intervención. En esta valoración se debe incluir:

- **Revisión de la historia clínica**. Los antecedentes médicos más frecuentes asociados con riesgo de complicaciones de la transfusión sanguínea son la deficiencia de factor VIII, la anemia de células falciformes, la púrpura trombocitopénica idiopática y la hepatopatía.
- **Entrevista con el paciente**. El objetivo de la entrevista es comprobar los antecedentes personales encontrados en la historia clínica y detectar sintomatología asociada a trastornos de coagulación que hayan pasado inadvertidos y que requieran ampliar el estudio hematológico del paciente.
- **Revisión de exámenes complementarios y de laboratorio**. Algunos exámenes de laboratorio preoperatorios (hematrimetría y estudio de coagulación) pueden predecir la necesidad de transfusión.

3.1.2. Determinación de grupo sanguíneo y anticuerpos preoperatorios

En todas las intervenciones con riesgo hemorrágico (pérdida de sangre previsible superior a 500 cc) se deben determinar grupo ABO, Rh y anticuerpos irregulares antieritrocitarios. El resultado se debe revisar junto con el paciente en la valoración preoperatoria. En caso de positividad de los anticuerpos irregulares antieritrocitarios se debe avisar al Banco de Sangre para que el día de la intervención, se disponga de concentrados de hematíes compatibles.

3.1.3. Reserva de sangre preoperatoria

Una vez confirmada en la valoración preoperatoria la probable necesidad de transfusión se debe indicar al Banco de Sangre esta previsión para que pueda gestionar las existencias de unidades suficientes con una anticipación adecuada al día de la intervención.

3.1.4. Consentimiento informado

La transfusión sanguínea, al igual que otros procedimientos terapéuticos, implica riesgos para el paciente. Estos riesgos deben ser conocidos y evaluados por el clínico responsable del paciente para compararlos con los beneficios que se esperan conseguir. De igual manera, esta información debe ser trasladada al paciente, junto con las posibles alternativas terapéuticas, con el fin de obtener el consentimiento informado para la transfusión.

3.1.5. Preparación preoperatoria del paciente

Se pueden intentar reducir la necesidad de transfusión mediante las siguientes medidas:

- Suspender o modificar el tratamiento anticoagulante o antiagregante plaquetario previo.

- Administración profiláctica de fármacos que favorecen la coagulación o reducen la hemorragia intraoperatoria (ácido tranexámico, vitamina K, etc.).
- Estrategias para la reducción del sangrado intraoperatorio y minimizar los requerimientos transfusionales (infusión intraoperatoria de eritropoyetina, autotransfusión, hemodilución, etc.).
- Transfusión preoperatoria de plaquetas en los casos de recuento plaquetario inferior a 50.000/ml.

3.2. CONSIDERACIONES DEL PACIENTE QUE RECHAZA LA TRANSFUSIÓN SANGUÍNEA

Cada vez son más los pacientes que solicitan una asistencia médica o quirúrgica sin transfusión sanguínea. Sin embargo, la mayoría aceptarán este tratamiento en el caso de riesgo para su vida con la excepción de los que la rechazan por motivos religiosos que pueden llegar a crear un conflicto ético-legal entre sus derechos, valores y creencias, así como los de los profesionales que los tratan.

FIGURA 1

Transfusión sanguínea en cirugía programada

Fuente: elaboración propia.

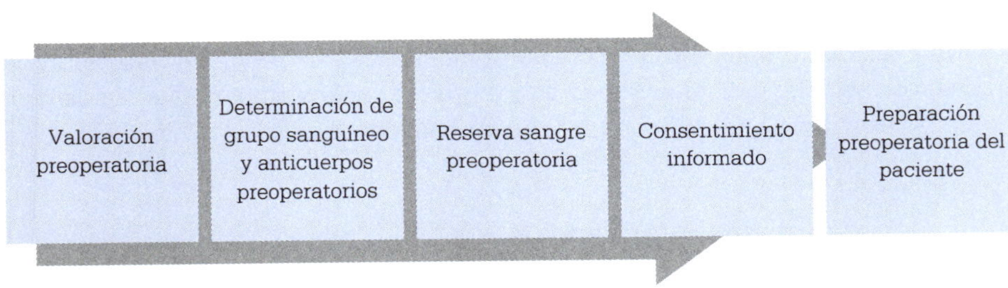

3.2.1. Aspectos éticos y legales

Independientemente de los aspectos éticos recogidos en la Constitución como el derecho a la vida y la libertad, y los principios de la bioética que rigen la actuación profesional sanitaria como el de beneficencia, la relación médico-paciente está regulada por la "Ley 41/2002, básica reguladora de la autonomía del paciente y de los derechos y obligaciones en materia de información y documentación clínica". Dicha ley antepone el principio de autonomía frente al tradicional de beneficencia, exigiéndose el consentimiento informado del paciente para toda intervención médica o de investigación, y recoge también el derecho del paciente a negarse al tratamiento, excepto cuando exista riesgo para la salud pública o riesgo inmediato grave para la integridad física o psíquica del enfermo y no sea posible conseguir autorización, en cuyo caso prima el principio de beneficencia y los facultativos podrán realizar las intervenciones clínicas indispensables a favor de la salud del enfermo sin su consentimiento.

La negativa al tratamiento debe constar por escrito y puede hacerse por anticipado mediante un documento de instrucciones previas. Dicho documento y la creación de registros de voluntades anticipadas ya han sido legislados por la mayor parte de las Comunidades Autónomas, y el Ministerio de Sanidad y Consumo ha regulado en el Real Decreto 124/2007, de 2 de febrero la creación de un Registro Nacional de Instrucciones Previas.

El personal sanitario puede hacer uso del derecho a la objeción de conciencia, que es el derecho a no actuar según la norma si entra en conflicto con los principios morales del profesional, siendo un derecho recogido en la Constitución Española y Europea.

Si el profesional se acoge a este derecho, debe delegar y derivar el caso para que sea adecuadamente tratado por otro profesional eliminando en todo caso la negación a la asistencia.

3.3. TRANSFUSIÓN DE COMPONENTES SANGUÍNEOS

- La transfusión es un procedimiento terapéutico basado en el aporte de los diferentes componentes sanguíneos, como son concentrado de hematíes, concentrado de plaquetas y plasma fresco, obtenidos a partir de la donación altruista.
- La obtención de los diferentes componentes puede realizarse a partir de la donación simple de sangre total o mediante aféresis de cada componente. Las características de las unidades resultantes son similares. Los medios que se utilizan para la preparación son la centrifugación y la filtración, y la inactivación o irradiación, según la necesidad del enfermo.
- Las indicaciones principales de la transfusión son:
  - Mantener el transporte de oxígeno y dióxido de carbono.
  - Corregir el sangrado y las alteraciones de la coagulación.

3.3.1. Estudios pretransfusionales

Los estudios que se realizan antes de cada transfusión de hematíes tienen como objetivo asegurar la compatibilidad entre los hematíes del donante y los anticuerpos del plasma del receptor.

Los grupos ABO son los más importantes en la práctica transfusional, puesto que todos los adultos normales de grupo A, B, y O tienen anticuerpos (IgM e IgG) en su plasma contra los tipos de hematíes (antígenos) que no han heredado, capaces de hemolizar los glóbulos rojos transfundidos en caso de no ser compatibles.

En la Tabla 3 se recoge la compatibilidad de los diferentes hemocomponentes según el grupo ABO:

- Una persona con **grupo A** tiene anticuerpos contra antígeno B, por tanto puede recibir hematíes de donantes de **grupo A y O**.
- Una persona con **grupo B** tiene anticuerpos contra antígeno A, por tanto puede recibir hematíes de donantes de **grupo B y O.**
- Una persona con **grupo O** tiene anticuerpos contra antígeno A y B, por tanto puede recibir hematíes de donantes de **grupo O** exclusivamente.
- Una persona con **grupo AB** no tiene anticuerpos contra antígenos A y B, por tanto puede recibir hematíes de donantes de grupo **A, B, AB y O**.

TABLA 3

Compatibilidad según grupo ABO

Fuente: elaboración propia.

Grupo receptor	Grupo hematíes	Grupo plaquetas	Grupo plasma
A	A, O	-	A, AB
B	B, O	-	B, AB
AB	AB, A, B, O	-	AB
O	O	-	O, A, B, AB

TABLA 4

Compatibilidad según grupo Rh

Fuente: elaboración propia.

Rh receptor	Rh hematíes	Rh plaquetas	Rh plasma
Positivo	Positivo/Negativo	Positivo/Negativo	Positivo/Negativo
Negativo	Negativo	Negativo	Negativo

Para seleccionar la unidad compatible con el donante es imprescindible:

- Conocer el grupo ABO y Rh del receptor estudiado en dos muestras (es fundamental para considerarlo definitivo) lo que permitirá elegir una unidad compatible en el grupo ABO.
- Descartar la existencia de anticuerpos irregulares anti-eritrocitarios mediante el escrutinio de anticuerpos irregulares. La presencia o ausencia de

los mismos es lo que define la técnica a utilizar en la preparación de sangre compatible.

3.3.2. Uso de los concentrados de hematíes

La transfusión de concentrados de hematíes produce un aumento de la capacidad de oxigenación tisular cuando la concentración de hemoglobina (Hb) es baja y/o la capacidad de transporte de oxígeno está reducida.

Por lo general, cada unidad de concentrado de hematíes contiene hemoglobina suficiente como para elevar la Hb del paciente en 1 g/dl. En pacientes adultos se debe administrar la dosis mínima necesaria para tratar la clínica del síndrome anémico.

Indicaciones de la transfusión de concentrados de hematíes

Las indicaciones de la transfusión de concentrados de hematíes serán la anemia aguda y la anemia crónica.

En el caso de la anemia aguda generalmente es producida por una hemorragia aguda y muy rara vez por hemólisis. Aunque se pierde sangre total, la reposición se hace con los diferentes componentes sanguíneos. El tratamiento irá dirigido en primer lugar a la reposición de la volemia con soluciones de cristaloides y/o hidrocoloides. La cifra mínima de Hb considerada segura es de 7 g/dl, aunque debe tenerse siempre en cuenta la situación clínica de cada paciente, edad, patología, etc.

Par tratar anemias crónicas, como norma general, solo está indicada la transfusión en pacientes sintomáticos y/o refractarios al tratamiento etiológico. La mayoría necesitan transfusión con Hb menor de 6 g/dl, aunque se puede indicar con cifras de entre 6 y 8 g/dl dependiendo de criterios clínicos. Rara vez se necesita transfusión con niveles superiores a los 10 g/dl de Hb.

Contraindicaciones

- Transfusión en anemias con tratamiento causal en las que se disponga de productos específicos (ferroterapia, ácido fólico, vitamina B12, etc.), siempre que la situación clínica del paciente lo permita.
- Como expansor plasmático para mejorar el estado general del paciente en ausencia de clínica de síndrome anémico.
- Con cifras de Hb superiores a 10 g/dl.

Complicaciones

- Reacciones transfusionales adversas agudas. Son el mayor riesgo asociado a la transfusión y es provocado por la incompatibilidad de grupo sanguíneo que produce una hemólisis inmediata.

- Transmisión de enfermedades infecciosas (VIH, hepatitis, enfermedades parasitarias o por priones, etc.).
- Inmunosupresión.

3.3.3. Uso del plasma fresco congelado

El plasma fresco congelado es un componente sanguíneo obtenido de donante único a partir de una unidad de sangre total o mediante aféresis, tras la separación de los hematíes, congelado en las horas siguientes a la extracción. La presentación es en unidades de 200 a 300 ml conservadas a -25ºC. Está compuesto por distintos derivados plasmáticos como factores de coagulación, albúmina, inmunoglobulinas, etc.

La indicación de infusión es en sangrados moderados o severos y alteraciones de la coagulación (endógenas o exógenas).

Para la transfusión el plasma debe ser descongelado a temperatura controlada entre 30 y 37ºC en un tiempo de unos 20 minutos. El plasma se debe transfundir inmediatamente haya sido descongelado o conservarlo a una temperatura de entre 1 y 6ºC durante un máximo de 24 h. Transcurridas estas 24 h tras la descongelación, se debe desechar, nunca congelar de nuevo. La duración de la transfusión con plasma es de aproximadamente 20 o 30 minutos y es necesaria la compatibilidad ABO.

3.3.4. Uso de las plaquetas

Las plaquetas son un componente sanguíneo primordial para la detención de posibles hemorragias. Las indicaciones son la transfusión en pacientes con hemorragia activa y la corrección de los niveles de plaquetas para la prevención de hemorragias en pacientes con cifras de plaquetas disminuidas.

Las plaquetas se almacenan a 22ºC en agitación continua hasta un máximo de 5 días (se inactivan a los 7 días). La duración de la transfusión con plaquetas es de aproximadamente 20 o 30 minutos y habitualmente no es necesaria la compatibilidad ABO.

3.4. TRANSFUSIÓN AUTÓLOGA

La transfusión autóloga consiste en la extracción de unidades de sangre a un paciente en las semanas previas a una intervención quirúrgica programada, para la transfusión de ésta, exclusivamente a la misma persona. Esta práctica sólo se puede plantear en intervenciones programadas con tiempo suficiente, en las que se prevea la necesidad de transfusión. Se debe garantizar la fecha de la cirugía y ésta debe tener una alta probabilidad de transfusión. Es especialmente útil en aquellos pacientes en los que sea difícil encontrar sangre compatible.

El volumen de extracción recomendado no debe superar el 13% en adultos. La última donación debe ser anterior a las 72 h de la intervención, siendo el tiempo mínimo recomendable entre donaciones de una semana. Se suele recomendar la terapia con hierro intravenoso y con eritropoyetina subcutánea durante el proceso, ya que se acelera la recuperación de los niveles de hemoglobina tras la donación.

Como en cualquier donante, existen unos criterios de exclusión a tener en cuenta antes de plantear la transfusión autóloga, como son: la presencia de enfermedad cardíaca leve, pacientes con antecedentes de hepatitis B, VHC positivo, VIH positivo, infección bacteriana activa o niveles de hemoglobina antes de la donación bajos.

La sangre y componentes autólogos deben ser claramente identificados como tales y deberán ser conservados, transportados y distribuidos de forma separada a la sangre y componentes homólogos, como medida de seguridad para impedir la transfusión a otros pacientes. La sangre y componentes autólogos deben ser etiquetados con la identificación del paciente al que pertenecen y debe incluirse la advertencia "sólo para transfusión autóloga". Los componentes autólogos, que no hayan sido transfundidos, no deberán utilizarse para la transfusión homóloga ni para el fraccionamiento.

4. PROCEDIMIENTO TRANSFUSIONAL

La administración de sangre o sus componentes se debe realizar siempre por prescripción médica. La solicitud de una transfusión es siempre una petición que debe realizar un facultativo, y en esta petición, debe poder registrarse la identificación del paciente receptor, el o los componentes solicitados, la urgencia o no de la transfusión según prioridad y en los casos de cirugía programada, la fecha de la intervención.

El procedimiento para la obtención de las muestras de sangre del paciente que más tarde se emplearán para buscar unidades compatibles con dicho paciente requiere:

- **Identificación** positiva y activa del **paciente.**
- **Identificación** inmediata de las **muestras** tras la extracción.
- **Identificación del profesional** que realiza el proceso de la extracción.

Tras la extracción de las muestras comienza el proceso de Banco de Sangre para localizar unidades compatibles con el receptor. Es de suma importancia una identificación exhaustiva de las muestras, el paciente y las unidades a analizar, así como las unidades seleccionadas para evitar errores que puedan suponer complicaciones graves para el paciente. En la actualidad se dispone de sistemas de identificación de pacientes, muestras y unidades de hemoderivados basados en la lectura y comprobación mediante códigos de barras que dejan registro de trazabilidad durante todo el proceso transfusional y garantizan la seguridad del paciente en todo momento durante el acto transfusional. Para la utilización de estos sistemas se suelen seguir los siguientes pasos:

- **Pulsera transfusional**. Es una pulsera que suele constar de una parte destinada a la escritura de los datos del paciente y una parte con códigos de barras impresos.
- Se debe cumplimentar la pulsera transfusional con los datos del paciente tras hacer una identificación positiva del mismo. En situaciones en las que no se pueda mantener una comunicación directa con el paciente se deben emplear otros medios como historia clínica, pulsera identificativa del paciente o familiares.
- **Petición de transfusión.** Se debe pegar y registrar (en caso de historia clínica informatizada) el número de la pulsera transfusional.
- **Muestras sanguíneas**. Tras realizar la extracción de las muestras se deben identificar con las pegatinas destinadas a tal efecto en la pulsera transfusional.
- **Lectura de los códigos de barras**. Los sistemas de comprobación mediante códigos de barras suelen emplear una PDA para la lectura de éstos y registro de la actividad. Como con otras herramientas informáticas el primer paso es, que el profesional se logue para que se le asigne la actividad. En este momento, con el profesional logado y previa identificación del paciente con el número de historia clínica, se leen secuencialmente los códigos de barras de la pulsera, de la petición de transfusión y de las muestras sanguíneas. En caso de que los tres códigos coincidan, el aplicativo indicará que todo está correcto y quedan asignadas las muestras a ese paciente.

4.1. ACTO TRANSFUSIONAL

Actualmente el mayor riesgo de morbi-mortalidad asociada a la transfusión son los errores producidos por una incompatibilidad del grupo ABO. Se deben extremar las precauciones para asegurar que el acto transfusional se realice tras la correcta e inequívoca identificación del receptor y el producto asignado a él.

Antes de iniciar cualquier transfusión de un componente sanguíneo se deben tener en cuenta algunos puntos:

- Revisar la prescripción médica para confirmar la transfusión y la forma en que debe realizarse: tipo de componente, premedicación, etc.

- Establecer el acceso venoso adecuado. Si ya existe un acceso periférico o central debe verificarse su permeabilidad, signos de infección y la compatibilidad de la transfusión de los componentes sanguíneos a transfundir con otros fluidos que pueda estar recibiendo el paciente.
- No infundir medicación o sueroterapia simultáneamente por el mismo catéter junto con la transfusión. A excepción del cloruro sódico 0.9% los hemoderivados son incompatibles con el resto de fluidos intravenosos.
- Tomar y registrar tensión arterial, pulso y temperatura antes de la administración de cualquier componente sanguíneo.
- Informar al paciente de la necesidad de comunicar al personal de enfermería cualquier cambio en su estado general producida en el curso de la transfusión.
- No es necesario restringir la ingesta oral durante la transfusión.

4.1.1. Administración de componentes sanguíneos

Los sistemas de identificación mediante código de barras requieren de los siguientes pasos:

- **Login** del profesional.
- **Identificación del receptor** o paciente. Además de la comprobación verbal se leerá el código de la pulsera que debe portar el paciente.
- **Verificación del componente** sanguíneo suministrado por el banco de sangre. La unidad debe estar identificada con una etiqueta en la que además de los datos del receptor y el grupo sanguíneo impresos lleve varios códigos de barras. Uno de ellos pertenece a la bolsa en sí y el otro al producto que contiene. Se deben leer ambos códigos de barras. En caso de que los tres códigos coincidan, el aplicativo indicará que todo está correcto y queda registrada la asignación de la unidad al paciente.

Además de las comprobaciones realizadas mediante estos sistemas o aplicativos se deben realizar otras comprobaciones observacionales tales como:

- **Comprobación del componente sanguíneo**. Se debe observar el aspecto, que no haya hemólisis o agregados en los concentrados de hematíes, que exista el efecto de remolino en las unidades de plaquetas, y en el caso del plasma, que esté totalmente descongelado. También se debe prestar atención a la integridad de la bolsa y a la caducidad del producto a transfundir.
- **Comprobación del grupo ABO.** En el caso de los concentrados de hematíes, además de la comprobación con el lector óptico, es conveniente comprobar la compatibilidad entre la unidad y el paciente.

4.1.2. Equipos de transfusión

El equipo de infusión para transfusión debe contener una cámara de goteo con un filtro de entre 170 y 260 μ y un sistema de pinza para regular la velocidad del flujo. No se debe llenar la cámara de goteo más de la mitad para un correcto funcionamiento del filtro y purgar posteriormente el resto del equipo. Se puede utilizar un mismo equipo de transfusión para más de una unidad, pero en cualquier caso, se recomienda lavar con cloruro sódico 0.9% el sistema entre unidades y no utilizarle durante más de 6 horas para reducir el riesgo de contaminación bacteriana del mismo.

Existen en el mercado equipos de presión diseñados para acelerar el ritmo de infusión. Se deben seguir las recomendaciones del fabricante para evitar la hemólisis del producto transfundido.

En ciertas situaciones es necesario calentar el producto antes de la transfusión. Para esto existen equipos diseñados expresamente para este fin que deben recibir un correcto mantenimiento para controlar su correcto funcionamiento. En ningún caso se deben utilizar estufas ni baños que no estén específicamente diseñados para este fin.

4.1.3. Velocidad de infusión

Los primeros minutos de cualquier transfusión deben realizarse a una velocidad lenta. Sólo cuando se haya comprobado que la transfusión no provoca ninguna reacción se puede incrementar el flujo. En la tabla 5 se recogen los ritmos recomendados para los distintos componentes sanguíneos así como las condiciones de conservación.

En casos de flujos lentos, muy rápidos, en pacientes pediátricos o politransfundidos es útil la ayuda de bombas de infusión con equipos específicos para transfusión con bomba que nos garanticen un ritmo de infusión adecuado.

Durante la transfusión se pueden producir distintos problemas en el ritmo de infusión que produzcan que éste sea menor del deseado:

- **Calibre del acceso utilizado**. Los calibres menores no permiten flujos elevados en la infusión por gravedad.
- **Viscosidad del componente.** Las unidades con gran viscosidad no permiten flujos elevados en la infusión por gravedad.
- **Presión venosa central.** La diferencia de presión hidrostática entre el equipo y la presión venosa central del paciente puede producir un ritmo menor del deseado.
- **Vasoespasmo.** La infusión de unidades demasiado frías puede producir un vasoespasmo y reducir la luz de la vía.

TABLA 5

Ritmos de infusión recomendados

Fuente: elaboración propia.

Producto	Volumen	Conservación	Duración de la transfusión
Hematíes	200 – 300 ml	1 – 6ºC De 35 a 42 días	60-120 minutos
Plasma	200 – 300 ml	Congelado (-25ºC) 24 meses. Descongelado (1 – 6ºC) 24 h	20-30 minutos
Plaquetas	200 – 300 ml	22ºC Agitación 5 días	20-30 minutos

4.2. DEVOLUCIÓN DE COMPONENTES SANGUÍNEOS A BANCO DE SANGRE

En algunos casos una vez enviados los componentes sanguíneos a la unidad donde se encuentra el receptor finalmente, no se realiza el procedimiento transfusional por distintos motivos. En estas circunstancias se devolverán los componentes al Banco de Sangre del centro y volverán a formar parte del stock del mismo, siempre y cuando cumplan ciertos requisitos:

- La bolsa que contiene el hemoderivado permanezca intacta.
- Se haya mantenido la temperatura adecuada de conservación durante el transporte y el almacenaje, durante un período no superior a 30 minutos.
- Al menos un segmento sellado permanezca unido a la bolsa.
- No existe hemólisis o cambio de color. Inspección visual satisfactoria.

4.3. QUÉ HACER EN CASO DE REACCIÓN TRANSFUSIONAL

Si durante la transfusión se detecta la aparición de algún efecto adverso se deben iniciar ciertas actuaciones:

- Detener la transfusión para limitar la cantidad de componente infundido. Retirar la unidad junto con su sistema de infusión.
- Mantener la vía endovenosa infundiendo suero salino isotónico con un sistema de infusión nuevo.
- Avisar al médico responsable del paciente.
- Extraer una muestra de sangre del paciente. Habitualmente se requiere un tubo para suero y uno para hemograma, habrá que confirmar con el Banco de Sangre del centro los tubos requeridos.

- Verificar todos los registros, etiquetas e identificaciones del producto y del paciente para confirmar si se estaba administrando el componente previsto.
- Estado del paciente: temperatura, tensión arterial, frecuencia cardíaca y respiratoria, diuresis.
- Comunicar la sospecha de reacción transfusional al Banco de Sangre del centro y seguir sus instrucciones.
- Enviar al Banco de Sangre la bolsa causante de la reacción junto con el equipo de infusión y los tubos extraídos.

4.4. LEGISLACIÓN AL RESPECTO

4.4.1. BOE nº 225 Real Decreto 1088/2005 de 16 de Septiembre. Artículo 19. Medidas de seguridad

- La administración de una transfusión de sangre o de alguno de sus componentes deberá ir precedida de la comprobación inequívoca, por parte de la persona que la realiza, de los datos de identificación del paciente y de los datos de identificación de la unidad de sangre o componente sanguíneo a él destinado.
- La verificación de la compatibilidad entre paciente y la unidad de sangre se efectuará mediante:
  - La comparación de la identidad facilitada por el paciente con los datos del informe del laboratorio sobre la prueba de compatibilidad.
  - La comprobación del grupo sanguíneo del paciente con el grupo sanguíneo indicado en la etiqueta de la unidad de sangre.
  - Se deberá comprobar que la fecha de caducidad de la unidad de sangre no ha sido excedida.
  - El número de identificación y la naturaleza de las unidades transfundidas se anotarán en la Historia Clínica del paciente para garantizar la trazabilidad del donante-receptor.
- Cada centro y servicio de transfusión que distribuya y/o administre sangre y componentes sanguíneos para transfusión deberá disponer de un procedimiento que permita garantizar la adecuada identificación del paciente, de las muestras pretransfusionales y de los componentes sanguíneos administrados, así como conocer el destino final de cada unidad distribuida.

5. BIBLIOGRAFÍA

- España. Ley 41/2002 de 14 de noviembre, básica reguladora de la autonomía del paciente y de derechos y obligaciones en materia de información y documentación clínica. *BOE*, de 15 de noviembre de 2002, nº 274, pp. 40126-40132. Disponible en: https://www.boe.es/buscar/act.php?id=-BOE-A-2002-22188
- España. Real Decreto 1088/2005 de 16 de Septiembre. Requisitos y condiciones mínimas de la hemodonación y de los centros de transfusión. *BOE* de 20 de septiembre de 2005, nº 225, pp. 31288-31304. Disponible en: https://www.boe.es/buscar/doc.php?id=BOE-A-2005-15514
- HILL, S. R.; et al. Umbrales de transfusión y otras estrategias para determinar la transfusión de eritrocitos alogénicos (Revisión Cochrane traducida). *Biblioteca Cochrane Plus*, 2007, nº 4.
- MONTOYA GONZÁLEZ, M. C.; EZPELETA IRAZOZ, I. "Guía de transfusión de componentes sanguíneas en adultos" En: GARCÍA MOURIZ, María Eugenia; FERNÁNDEZ, Bernabé (ed.). *Libro electrónico de Temas de Urgencia* [en línea]. Pamplona: Servicio Navarro de Salud, 2008. Disponible en: http://www.cfnavarra.es/salud/PUBLICACIONES/Libro%20electronico%20de%20temas%20de%20Urgencia/10.Hematologicas/Terapia%20transfusional.pdf
- SETS [Sociedad Española de Transfusión sanguínea]. *Guía sobre la transfusión de componentes sanguíneos y derivados plasmáticos* [en línea]. 3ª ed. Madrid: Sociedad Española de Transfusión Sanguínea y Terapia Celular, 2015. [Consulta 11-1-2018]. Disponible en: file:///C:/Users/cmp/Downloads/Gu%C3%ADa%20SETS%20transfusi%C3%B3n.pdf

CAPÍTULO 9

RIESGO DE CAÍDAS

Autor

José Julián Ortega Martínez

ÍNDICE

1. CONCEPTO DE CAÍDA

Según la Real Academia de la Lengua definimos caída como: "Dicho de un cuerpo: perder el equilibrio hasta dar en tierra o cosa firme que lo detenga".

La OMS define caída como la consecuencia de cualquier acontecimiento que precipita al individuo al suelo.

En el medio hospitalario, **las caídas** como elemento no esperado y no deseable, **constituyen un indicador de calidad asistencial y se clasifican como un evento adverso**, donde sus consecuencias pueden ir de leves a graves, e incluso causar la muerte. La Joint Commission International (JCI) las reporta como el **sexto evento más notificado de la base de datos de Eventos Centinela.**

2. FACTORES DE RIESGO PARA CAÍDAS

2.1. FACTORES INTRÍNSECOS

Son los factores inherentes al paciente que pueden influir a la hora de sufrir una caída. En el ambiente hospitalario son:

- **Estado clínico**: como por ejemplo alteraciones neurológicas, cardiacas, respiratorias, metabólicas y mentales.
- **Estado emocional**: como por ejemplo ansiedad, excitación, desvalorización, tendencias suicidas, depresión, presencia de somnolencia, estupor, alteraciones de la memoria , incapacidad para comprender o cumplir las indicaciones y pacientes reticentes a solicitar ayuda.
- **Alteración del estado cognitivo:** esta situación se ha descrito como confusión o desorientación, pero, la memoria limitada o la incomprensión, también pueden aumentar el riesgo de caída en un paciente.
- **Deambulación**: diversos estudios muestran que los problemas en la movilidad en un 74%, y la deambulación en un 65%, fueron las causas que propiciaron las caídas.
- **Patrones de marcha:** característicos de determinados procesos patológicos que influyen en la incidencia, como por ejemplo la enfermedad de Parkinson, el accidente cerebrovascular, las mielopatías, entre otros.
- **Fármacos ingeridos y la predisposición a caer**: tales como los hipotensores, diuréticos, antiarrítmicos y los psicofármacos, son los más frecuentemente encontrados como responsables. Las benzodiazepinas, fundamentalmente las de vida media larga, son también factores predisponentes. Los neurolépticos, principalmente los clásicos, pueden condicionar caídas

por la producción de parkinsonismo farmacológico, efectos anticolinérgicos cardiovasculares o sedación excesiva. Los antidepresivos tricíclicos pueden también presentar efectos secundarios anticolinérgicos y ser causa predisponente de caídas. **A partir de la ingesta de cuatro fármacos, el riesgo se incrementa.**

2.2. FACTORES EXTRÍNSECOS

Son los factores inherentes a la infraestructura, ya que son ambientes desconocidos para el paciente e inciden negativamente en su orientación para la deambulación. Así por ejemplo:

- Los dispositivos de seguridad: curiosamente, algunos de los factores relacionados con los dispositivos de seguridad, como las barandillas de las camas que habitualmente proporcionan a los pacientes una barra segura para desplazarse de un lado a otro, ė indudablemente evitan una caída, pueden aumentar el grado de ansiedad y agitación en el paciente desorientado, provocando una caída. Algunos estudios reportan que las caídas se suscitaron por el uso inadecuado de barandillas y de silla de ruedas, con 50 y 46.2%, respectivamente.
- La ausencia de dichos dispositivos de seguridad, como barras de apoyo de seguridad en el baño y limitación en el espacio físico, son otros factores coadyuvantes para las caídas.
- También se reportan factores extrínsecos, como por ejemplo, la iluminación insuficiente, suelos deslizantes, mojados o irregulares; sillas y mobiliario en mal estado; acceso difícil al timbre de llamada o al baño, tipo de calzado y pijama.

Se trata de un problema real, evidenciado y estudiado, en actual monitorización por parte de Consejerías de Sanidad, como parte de contratos programa.

Desde el punto de vista numérico, y por citar un ejemplo que dimensione la magnitud del problema, la incidencia de caídas hospitalarias recogida en un estudio del Hospital Universitario de Fuenlabrada del año 2009, fue de un 1,8%.

3. CONSECUENCIAS DE LAS CAÍDAS

Utilizados los datos proporcionados en un **estudio americano** recopilados entre el 1 de julio de 2006 y el 30 de septiembre de 2008, para estimar la prevalencia y las consecuencias de las caídas se obtuvieron los siguientes resultados: un total de 315.817 caídas con una tasa **de 3,56 caídas/1.000 pacientes,** ocasionando algún tipo de daño al paciente en **un 26,1%.**

Se dividieron éstas según su gravedad en:

- Leves → 85,6%.
- Moderadas/graves → 14,1%.
- Muerte del paciente → 0,2%.

FIGURA 1

Porcentaje de caídas según gravedad

Fuente: elaboración propia.

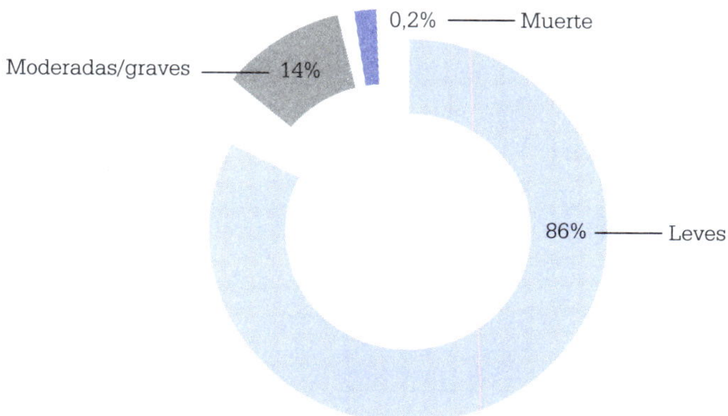

Entre las lesiones consideradas como leves, o de daño menor, se pueden encontrar con mayor frecuencia:

- Contusiones.
- Dolores.
- Arañazos o hematomas.
- Heridas superficiales.

Por su parte, entre las consecuencias más graves o lesiones mayores que pueden causar serios problemas de salud en el paciente, se han encontrado:

- Luxaciones.
- Fracturas en las extremidades superiores (manos y brazos).
- Fracturas costales.
- Fracturas en las extremidades inferiores, siendo una de las principales afecciones, la fractura de cadera.

- Traumatismos craneoencefálicos.
- Hemorragias intracraneales, especialmente el hematoma subdural.
- Fallecimiento: para el adulto mayor, las caídas se perfilan como uno de los síndromes geriátricos más estudiado e investigado, pudiendo llegar a ocasionar el 75% de los fallecimientos por accidentes en los ancianos.

4. VALORACIÓN DEL RIESGO DE CAÍDAS

Dado que las caídas son un efecto adverso no deseado en los pacientes hospitalizados, la atención en los centros y los cuidados de enfermería, deben orientarse a la **prevención**.

Existen diversas escalas de valoración de pacientes para identificar aquellos con alto riesgo de caídas; entre las más usadas se encuentra la escala de J.H. Downton y la escala de Morse.

TABLA 1

Escala Downton

Fuente: Dowton J.H. Fallas Risk Score, Falls in the eldery, Ed.: Edward Arnold, 1993.

Alto riesgo de caída 3 o más puntos		
Caídas previas	No	0
	Sí	1
Medicamentos	Ninguno	0
	Tranquilizantes/sedantes	1
	Diuréticos	1
	Hipotensores	1
	Antiparkinsonianos	1
	Antidepresivos	1
	Otros medicamentos	1
Déficit sensonriales	Ninguno	0
	Alteraciones visuales	1
	Alteraciones auditivas	1
	Extremidades	1
Estado mental	Orientado	0
	Confuso	1
Deambulación	Normal	0
	Segura con ayuda	1
	Insegura con ayuda	1
	Imposible	1

TABLA 2

Escala de Morse

Fuente: Morse, J.M.; Morse, R.M. & Tylko, S.J.: Development of a scale to identify the fall prone patient. Canadian Journal on Aging. 1989; 8: 366-377.

Parámetros	Respuesta	Puntos
Antecedentes de caídas recientes o en los 3 últimos meses	No	0
	Sí	25
Diagnóstico secundario	No	0
	Si	15
Ayuda para la deambulación	Reposo en cama, ayuda de enfermera	0
	Muletas, bastón, andador	15
	Muebles	30
Catéteres IV/Vía heparinizada	No	0
	Sí	20
Equilibrio/traslado	Normal, reposo en cama, inmóvil	0
	Débil	10
	Alterado	20
Estado mental	Orientado según las posibilidades	0
	Olvida sus limitaciones	15
	Total	
Sin riesgo (<24); riesgo bajo (25-50); riesgo alto (>50)		

Una vez analizado el riesgo de caída, independientemente de la escala utilizada:

- El diagnóstico NANDA será el siguiente: Riesgo de Caída.
- El criterio resultado NOC, será, Conducta de seguridad: prevención de caídas.
- La intervención NIC a planificar en el plan de cuidados del paciente será: Prevención de caídas: establecer precauciones especiales en pacientes con alto riesgo de caídas.

5. PREVENCIÓN

5.1. PREVENCIÓN PRIMARIA

Son actividades de prevención que se desarrollaran con todos los **pacientes hospitalizados:**

- Comunicación efectiva y consejo sanitario desde la acogida y durante toda la estancia:

- Implicar a pacientes y familiares en pautas a seguir.
- Consejos previos a la deambulación desde la posición de tumbado.
- Uso del timbre para pedir ayuda.
- Mantener el orden en la habitación.

■ Asegurar/monitorizar el correcto funcionamiento de la infraestructura:

- Uso de ropa y calzado adecuado.
- Disponer de la cama en posición y altura adecuada.
- Cama y mesilla con frenos correctos y activados.
- Mantener iluminación nocturna en la habitación.
- Evitar suelos resbaladizos.

■ Actividades de prevención para **pacientes de alto riesgo**:

- Informar al paciente y familia sobre el riesgo alto de caídas que se ha detectado, y de las medidas preventivas a seguir, proporcionándoles y explicándoles el procedimiento a seguir.
- Valorar la necesidad de barandillas, comprobar que estén colocadas correctamente, e instruir a la familia en que no abandonen la habitación sin subirlas.
- Valorar la necesidad de sujeción en sillón con sábana o cinturón, en aquellos pacientes que lo precisen y comprobar periódicamente su correcta posición.

■ Actividades dirigidas a **paliar los efectos de medicaciones**:

- Si el paciente toma tranquilizantes/sedantes /antidepresivos, vigilar su nivel de conciencia antes de realizar movilizaciones.
- Si el paciente toma diuréticos, proporcionar ayuda para acudir al baño y recomendar que utilice la cuña/botella sobre todo por la noche.
- Si el paciente toma hipotensores, controlar que se levante lentamente de la cama.

■ Actividades dirigidas a pacientes con **déficit sensoriales**:

- Comprobar que el paciente se ha colocado sus gafas, audífono, etc., que funcionan correctamente y que están limpios.
- Si el paciente tiene un defecto auditivo, hablarle despacio y claramente, manteniendo el contacto visual.

- Actividades dirigidas a pacientes con **alteración del estado mental**:
  - Colocar al paciente en una habitación cercana al control de enfermería, si fuera posible.
  - Intensificar la vigilancia del paciente por parte del personal de enfermería o cuidador y/o familia.
  - Favorecer la reorientación del paciente, informándole exhaustivamente sobre su entorno.
  - Valorar la comprensión por parte del paciente de las órdenes sencillas.
- Actividades dirigidas a pacientes con limitación en la **movilidad/deambulación**:
  - Informar sobre la forma adecuada de levantarse y moverse, ayudando al paciente en aquellas actividades que lo necesite (levantarse, deambular etc).
  - Proporcionar el material de apoyo que necesite el paciente (bastones, andadores, muletas, etc).
  - Instruir a los familiares para que colaboren en la movilización del paciente de forma segura.
- Actividades dirigidas a pacientes con **incontinencia**:
  - Facilitar al paciente la evacuación urinaria cada 2 ó 3 horas.
  - Mantener todas las medidas de prevención de carácter específico hasta que se haya valorado que el riesgo ha desaparecido totalmente.

5.2. PREVENCIÓN SECUNDARIA

Son aquellas medidas a adoptar después de producirse la caída.

- Valoración y atención inmediata al paciente, comunicando el incidente al resto del equipo.
- Vigilancia exhaustiva del paciente tras la caída para detectar posibles complicaciones.
- Reevaluar el riesgo de caídas del paciente con la escala de valoración de Downton.
- Registrar detalladamente la caída en las observaciones de enfermería.
- Analizar la caída con el equipo de trabajo para detectar áreas de mejora y prevenir otras caídas.

5.3. PREVENCIÓN TERCIARIA

Son aquellas medidas para minimizar el síndrome postcaída (se produce cuando el paciente no ha superado el miedo y la inseguridad tras una caída):

- Después de la caída, si no existe contraindicación, es importante estimular al paciente a reanudar la deambulación lo antes posible.
- Si el paciente no ha superado el miedo y la inseguridad, especificarlo en el informe de enfermería al alta.

6. CONTENCIÓN MECÁNICA

Si bien se contempla la contención mecánica como uno de los posibles métodos para evitar la caída de los pacientes u otros efectos adversos provocados por su estado de agitación, merece la pena que sea tratada, dentro de la complejidad del ambiente sanitario, tanto desde el punto de vista ético, como legal, y desde un punto de vista de tratamiento terapéutico.

6.1. DEFINICIÓN DE CONTENCIÓN MECÁNICA

Es la terapia consistente en la supresión de toda posibilidad de movimiento de una parte o la totalidad móvil del organismo para favorecer la curación, con el fin de prevenir aquellas actividades físicas que pueden poner en riesgo o peligro de lesión a la persona enferma o a otras personas de su entorno.

6.2. LA CONTENCIÓN MECÁNICA COMO PRESCRIPCIÓN

La sujeción mecánica no es un procedimiento que pueda aplicarse en cualquier situación. Se trata de una medida sanitaria excepcional, y por lo tanto deberá ser decisión del profesional sanitario.

Se trata de un asunto complejo, puesto que se estaría privando de libertad a una persona, lo que además de ilegal y potencialmente perjudicial para su salud, implica una forma de maltrato que estamos obligados a comunicar a la autoridad competente.

La indicación de la contención, tanto farmacológica como mecánica, responde a criterios clínicos y corresponde al médico que asiste al paciente, que es el responsable tanto de su indicación como de la información al paciente y sus familiares. Los profesionales de enfermería pueden valorar situaciones de carácter urgente, que requieran la aplicación inmediata de la intervención, en cuyo caso pueden iniciar el procedimiento, y reflejarlo en la historia clínica (riesgos, planificación y evaluación de los cuidados) así como comunicarlo al médico. En todo caso, **siempre se recomienda la valoración interdisciplinar de la situación y la medida.** En el Anexo al capítulo se incluye el Ejemplo de protocolo de registro de caídas.

Criterios para una adecuada prescripción:

- Necesidad.
- Excepcionalidad.
- Brevedad.
- Proporcionalidad.
- Consentimiento informado.
- Seguimiento adecuado.

FIGURA 1

Criterios prescripción contención mecánica

Fuente: elaboración propia.

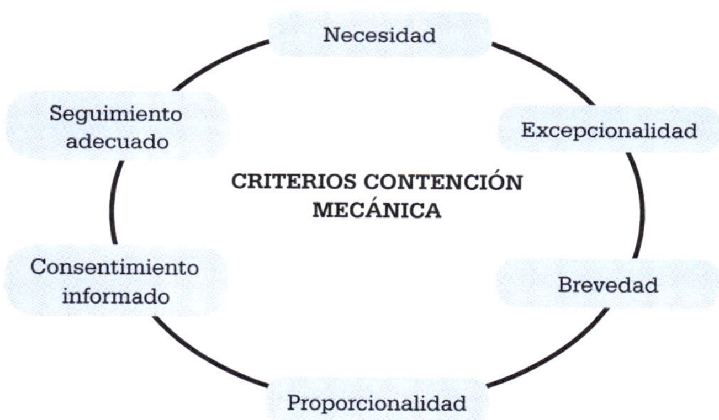

6.3. ASPECTOS A TENER EN CUENTA COMO INTERVENCIÓN SANITARIA

La realización de la contención mecánica implica una formación específica del equipo que la lleva a cabo, para unificar criterios de su aplicación y para una buena ejecución de la misma.

Como todo tratamiento, implica unos **riesgos** que se han de reconocer como posibles efectos adversos: broncoaspiración, dificultad respiratoria, alteración de la integridad cutánea, caídas, incontinencia, estreñimiento, pérdida de tono muscular, edemas, hematomas, compresión nerviosa, tromboembolismo pulmonar, trombosis venosa profunda e incluso, ahorcamiento.

Cuándo deben, y cuándo no deben aplicarse, se expone en el siguiente cuadro.

TABLA 3

Aplicaciones contención mecánica

Fuente: elaboración propia

Cuándo deben aplicarse	Cuándo NO deben aplicarse
Para prevenir lesiones a la propia persona (autolesiones, caídas accidentales, etc.).	Cuando exista la posibilidad de intervenciones alternativas (abordaje verbal, administración de medicación, etc.).
Para prevenir lesiones a terceros (enfermos y/o personal sanitario).	Cuando se conozca la existencia de alguna contraindicación.
Para evitar alteraciones graves del programa terapéutico de la persona u otras personas enfermas (extracción de sondas, vías u otros sistemas de soporte vital, etc.).	Como medida de castigo o control.
Para evitar daños al entorno (destrucción de mobiliario, aparatos terapéuticos y/o de diagnóstico).	Como respuesta a una transgresión o conducta molesta.
Si lo solicita la propia persona, y el personal asistencial lo considera justificado.	Como sustitución de un tratamiento.
Como parte de un programa de modificación de la conducta, previamente explicitado.	Por comodidad del equipo o conveniencia de los demás enfermos.

6.4. TIPOS DE CONTENCIÓN MECÁNICA

Dentro de los tipos de contención mecánica encontramos:

- Sujeción completa.
- Sujeción parcial:
    - En cama: inmovilización del tronco y dos extremidades.
    - En silla: inmovilización con un sistema de cinturones especial para sillas de ruedas/sillón.

El material estándar básico homologado suele estar compuesto por:

- Alargaderas transversales.
- Alargaderas cortas.
- Cinturón ancho abdominal.
- Sujeciones para muñecas.
- Sujeciones para tobillos.
- Llaves magnéticas.
- Tapones magnéticos y su correspondiente perno, que configuran el cierre de dicha sujeción.

FIGURA 2

Contenciones mecánicas

Fuente: protocolo de contencion mecánica de la Junta de Andalucía.

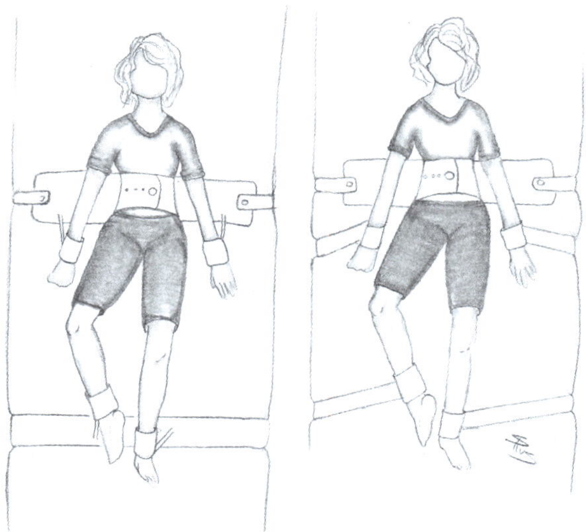

Correcto Incorrecto

FIGURA 3

Contención mecánica en sillón

Fuente: protocolo de contencion mecánica de la Junta de Andalucía.

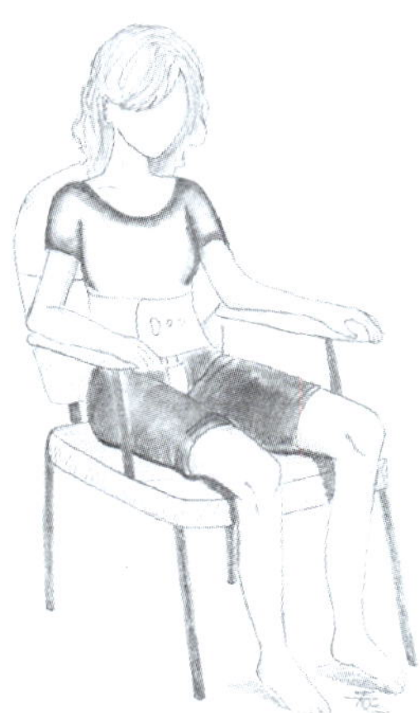

6.5. RIESGOS DE LA CONTENCIÓN MECÁNICA

Los estudios muestran cómo el uso de las contenciones físicas y/o mecánicas provocan:

- Estrés severo.
- Agitación.
- Riesgo de laceraciones.
- Mayor proporción de accidentes severos secundarios a caídas.
- Aislamiento del entorno.
- Posibilidad de muerte por asfixia.
- Alteraciones derivadas de la propia inmovilidad en el caso del paciente anciano, como son: la incontinencia, riesgo de úlceras por presión (UPP), mayor porcentaje de infecciones y pérdida de capacidad funcional para la realización de las actividades de la vida diaria (AVD).

6.6. IMPLICACIONES LEGALES DE LA CONTENCIÓN MECÁNICA

Desde un punto de vista ético, la contención física y/o mecánica es una medida de urgencia que debe utilizarse como último recurso, después de que hayan fracasado el resto de medidas alternativas.

En cualquier caso, siempre que esté justificada la aplicación de una contención física y/o mecánica deberán respetarse los principios éticos básicos de autonomía, justicia, beneficencia y no maleficencia, dado que las medidas de contención pueden vulnerar algunos de los derechos fundamentales de la persona, como son el derecho a la libertad y a la dignidad.

Desde un punto de vista legal, las medidas de contención física y/o mecánica deben aplicarse de acuerdo a la legislación vigente: leyes generales que regulan el derecho a la información y la titularidad de tal derecho, así como normas básicas propias de las profesiones sanitarias, como el Código Deontológico, sin olvidar la Declaración Universal de los Derechos Humanos.

Relacionar la contención mecánica con el hecho de atar a la persona en contra de su deseo es muy común en cualquier conversación con gente ajena al mundo sanitario.

Autores como Gastmans y Milisen sostienen que la contención mecánica viola la dignidad del paciente y su autoestima.

Así pues, deberán respetarse los siguientes principios éticos:

- **Autonomía**: derecho a tomar decisiones sobre su vida y su salud.

- **Justicia**: es la postura de la institución sanitaria. Distribución equitativa utilizando los mismos tratamientos en los mismos casos.
- **Beneficencia**: es el deber de hacer el bien. Todas las actuaciones deben ir encaminadas al beneficio del paciente, respetando a su vez, sus valores y sus deseos.

7. BIBLIOGRAFÍA

- BOULDIN, Erin D.; et al. "Falls among adult patients hospitalized in the United States: prevalence and trends". *Journal of patient safety*. 2013, vol. 9, nº 1, p. 13-17.
- CALVO MESA, Mercedes; RIU CAMPS, Marta; VILLARES GARCÍA, María Jesús. "Las caídas intrahospitalarias: una realidad". *Revista Rol de enfermería*. 2001, vol. 24, nº 1, p. 25-30.
- CARR, P. G. "The use of mechanical restraint in mental health: a catalyst for change?". *Journal of psychiatric and mental health nursing*. 2012, vol. 19, nº 7, p. 657-664.
- Colegio Oficial de Enfermería de Barcelona. *Comisión Deontológica. Consideraciones ante las contenciones físicas y/o mecánicas: aspectos éticos y legales* [en línea]. Barcelona: Colegio Oficial de Enfermería de Barcelona, 2006. [Consulta 22-11-2017]. Disponible en: http://seegg.es/Documentos/doc_int/contencion_colg_barc.pdf
- Comité de Ética para la Atención Sanitaria. Área Sanitaria IV- Asturias. *Documento sobre la sujeción física y farmacológica en el ámbito sanitario: Atención Primaria y Especializada* [en línea]. Oviedo: 2015. [Consulta 12-1-2017]. Disponible en: http://www.hca.es/huca/web/contenidos/websdepartam/com_etic/documento5.pdf
- Departamento de Salud, Educación y Bienestar de los Estados Unidos. Comisión Nacional para la protección de los sujetos humanos de investigación biomédica y comportamental. *Informe Belmont: Comisión Nacional para la Protección de Personas Objeto de la Experimentación Biomédica y de la Conducta*. 1978.
- GASTMANS, Chris; MILISEN, Koen. "Use of physical restraint in nursing homes: clinical-ethical considerations". *Journal of Medical Ethics*. 2006, vol. 32, nº 3, p. 148-152.
- GÓMEZ-DURÁN, Esperanza L.; GUIJA, Julio A.; ORTEGA-MONASTERIO, Leopoldo. "Aspectos medicolegales de la contención física y farmacológica". *Medicina Clínica*. 2014, vol. 142, nº Supl. 2, p. 24-29.

- HERNÁNDEZ HERRERA Dolores Eunice; et al. "Factores de riesgo de caídas en adultos hospitalizados". *Desarrollo Científico de Enfermería*. 2011, vol. 19, nº5, p.171-174.
- Instituto Joanna Briggs. "Best Practice Evidence Based Practice Information Sheets for Health Professionals: Caídas en hospitals" [en línea]. *BestPractice*. 1998 [Consulta 20-10-2017]. Disponible en: http://www.evidenciaencuidados.es/evidenciaencuidados/evidencia/bpis/pdf/jb/1998_2_2_Caidas-Hospital.pdf
- JCAHO [Joint Commission on Accreditation of Healthcare Organizations]. Patient Safety Systems Chapter, Sentinel Event Policy and RCA2. [Consulta 11-11-2016]. Disponible en: https://www.jointcommission.org/sentinel_event_policy_and_procedures/
- LÓPEZ V, María Elena. "Prevalencia de caídas en pacientes hospitalizados en dos instituciones de salud de Pereira". *Cultura Cuidado Enfermería* [en línea]. 2010, vol. 7, nº 1, p. 16-23. [Consulta 12-1-2018]. Disponible en: https://dialnet.unirioja.es/servlet/articulo?codigo=3716291
- MION, Lorraine C.; et al. "Is it possible to identify risks for injurious falls in hospitalized patients?". *The Joint Commission Journal on Quality and Patient Safety*. 2012, vol. 38, nº 9, p. 408-413.
- MIÑANA-CLIMENT, J. C.; et al. "Características y factores asociados a caídas en pacientes con enfermedad cerebrovascular". *Revista Española de Geriatría y Gerontología*. 2005, vol. 40, supl. 2 p. 24-30.
- MORSE, Janice M.; MORSE, Robert M.; TYLKO, Suzanne J. "Development of a scale to identify the fall-prone patient". *Canadian Journal on Aging/La Revue canadienne du vieillissement*. 1989, vol. 8, nº 4, p. 366-377.
- PEÑA FIGUEREDO, María de los Ángeles; et al. "Comportamiento de caídas en el paciente neurológico crónico en un centro hospitalario de Ciudad de La Habana". *Medwave* [en línea]. 2008, vol. 8, nº 10. [Consulta 24 octubre 2016]. Disponible en: https://www.medwave.cl/link.cgi/Medwave/Enfermeria/1788
- SCHWENDIMANN, René; et al. "Falls and consequent injuries in hospitalized patients: effects of an interdisciplinary falls prevention program". *BMC Health Services Research*. 2006, vol. 6, nº 1, p. 69.
- The Joint Commission. Disponible en: https://www.jointcommission.org/
- VIANA, Tomás Sebastián; et al. "¿Cuál es la incidencia de caídas real en un hospital?". *Enfermería Clínica*. 2011, vol. 21, nº 5, p. 271-274.

8. ANEXO

Este Anexo reproduce con fines docentes para su análisis, comentario o juicio crítico, el registro del Servicio Andaluz de Salud del Complejo Hospitalario de Jaén, de la Junta de Andalucía.

Disponible en http://www.juntadeandalucia.es/servicioandaluzdesalud/chjfiles/pdf/1360934659.pdf

JUNTA DE ANDALUCIA
Servicio Andaluz de Salud
COMPLEJO HOSPITALARIO DE JAÉN

ETIQUETA IDENTIFICATIVA

REGISTRO DE CONTENCIÓN

Fecha: / /	**Hora inicio:**	**Hora finalización:**	**Duración:**
Intervenciones previas a la contención física	☐ Psicológicas:		
	☐ Ambientales:		
	☐ Farmacológicas:		
Motivo de la contención (señalar el motivo principal)	Inquietud psicomotriz		
	Agitación psicomotriz		
	Grave riesgo de autolesión o autolesión consumada		
	Grave riesgo de heteroagresión o agresión consumada		
	Conducta gravemente alterada (especificar)		
	Acto Terapéutico (caídas,...) (especificar)		
Decisión de la contención	Enfermería		Conforme:
	Médico		
Tipo de contención	Total		
	Parcial		Fdo. Medico________ Fdo. Enfermera________
Indicaciones durante la contención	Tratamiento farmacológico	☐ NO	☐ SI (ver hoja de prescripción)
	Valorar la contención cada_____ h.		Diagnóstico:
Personal que intervino en la contención	Celador		
	Enfermería		
	Médico		
	Otros (especificar)		

Se explica necesidad de la contención:	**Paciente** ☐	**Familia** ☐	**No es posible** ☐
Consentimiento Informado:	**Paciente** ☐	**Familia** ☐	**No es posible** ☐

OBSERVACIONES:

VALORACIÓN E INTERVENCIÓN DE ENFERMERÍA							
NOC		Hora:	Hora:	Hora:	Hora:	Hora:	Hora:
Control del pensamiento distorsionado							
Capacidad cognitiva							
Control de impulsos							
Control del miedo							
Control de la agresión							
Represión de automutilación							
Autocontención de suicidio							
Control de riesgo							
Estado seguridad: lesión física							
Estado respiratorio: permeabilidad de vías respiratorias							
Perfusión tisular periférica							
Estado neurológico: función sensitiva/función medular							
Integridad tisular: piel y membranas mucosas							
PRENCION UPP	Riesgo de UPP (EMINA)						
	Ac. Grasos (corpitol,...)						
	Protección: codos, talones,...						
	Cambios posturales						
	SEMP						
A.V.D	Ingesta de líquidos						
	Alimentación						
	Necesidades fisiológicas						
	Aseo/Baño						
Control de Constantes cada _______ horas (anotar en gráfica de constantes del paciente)							
Firma Enfermera:							

VALORACIÓN MÉDICA
Hora:_________ Valoración: Firma:
Hora:_________ Valoración: Firma:
Hora:_________ Valoración: Firma:
Hora:_________ Valoración: Firma:
Hora:_________ Valoración: Firma:
Hora:_________ Valoración: Firma:

Capítulo 10

TRASPASO DE INFORMACIÓN

Autora

Patricia Rebollo Gómez

ÍNDICE

1. INTRODUCCIÓN

El Traspaso de Información (TI) es una tarea que se realiza continuamente siendo de gran complejidad, ya que conlleva el traspaso de la responsabilidad del cuidado del paciente. Tal y como está estructurado el sistema de salud ningún profesional puede ser responsable del cuidado del paciente durante 24 horas al día, por ello es fundamental el trabajo en equipo, ya que el traspaso de información será frecuente e inevitable.

Entendemos **transferencia** como la comunicación existente entre distintos profesionales sanitarios, en donde se transmite información relativa al cuidado integral del paciente y a su vez, se traspasa la responsabilidad del mismo. Este traspaso tanto de información como de responsabilidad puede ser temporal (cambio de turno) o puede ser definitivo (cambio de nivel asistencial).

En el proceso asistencial un mismo paciente es atendido por multitud de profesionales en distintas áreas del servicio, y en un día habitual podría ser tratado por tres turnos de profesionales diferentes. **Es por ello que la comunicación es compleja y a la vez fundamental para la seguridad del paciente**. Quizás por este motivo **los errores relacionados con la comunicación son una fuente importante de eventos adversos.** Según el estudio SYREC publicado en el 2007 los factores relacionados con la comunicación estuvieron relacionados con un **5,76% de los incidentes y en más de la mitad de los casos con un suceso centinela**, es decir, como evento adverso que produce la muerte al paciente o la pérdida de función.

Dada la magnitud del problema, organismos internacionales como la Joint Commision (JC) recomienda dentro de sus estrategias el uso de procedimientos estructurados para el traspaso de información. A nivel nacional la estrategia ha surgido del Sistema Nacional de Salud 2015-2020.

2. GRAVEDAD DEL PROBLEMA

Según la Joint Commision, **la comunicación es un factor que está involucrado de una manera u otra en el 70% de los eventos centinela que son notificados**. El traspaso de información es por tanto un momento muy frágil y peligroso dentro del proceso asistencial que conlleva la disminución de la calidad, eventos adversos e incremento del gasto sanitario.

Es cierto, que no existe una práctica ideal para mejorar la comunicación en el momento del traspaso, pero sí se han elaborado una serie de recomendaciones que reconocen la necesidad de estructurar el traspaso de información; dando pie a la incorporación dentro del proceso de reglas mnemotécnicas.

Los problemas que aparecen en el momento del traspaso de información se originan, en cierta manera, por la no implicación del profesional sanitario y por la falta de modelos de conducta dentro del sistema. Históricamente no se ha dado la importancia suficiente al proceso de comunicación y por tanto no está integrado dentro de nuestra práctica habitual, **a pesar de que la interrupción de la comunicación es la causa principal de eventos centinelas denunciados ante la Comisión Conjunta en EEUU y el factor causal más común en reclamaciones por mala praxis.**

En los últimos años se han introducido herramientas estandarizadas provenientes de otros sistemas, como la navegación o la industria, que introdujeron la "herramienta SBAR" (Situation, Background, Assessement, Recomendation) que abordaremos a continuación.

3. RECOMENDACIONES PARA UN TI DE CALIDAD

Sobre la calidad de la comunicación influyen multitud de factores tales como:

- Situación clínica del paciente: puede hacer que priorice su atención inmediata sobre el traspaso de información.
- Carga asistencial.
- Entorno de transferencia.
- Tiempo empleado.
- Formación.
- Uso del lenguaje.
- Sistema de comunicación elegido.

FIGURA 1

Factores influyentes en un TI de calidad

Fuente: elaboración propia.

Situación clínica del paciente

Carga asistencial

Entorno de transferencia

Tiempo empleado

Formación

Uso del lenguaje

Sistema de comunicación elegido

Por esta variedad factorial, la JCAHO en el año 2006 promovió la adopción de medidas para aumentar la eficacia en la comunicación y crear un objetivo específico de calidad. Para ello recomienda el uso de una herramienta estandarizada adaptada a cada entorno y a cada organización. Asimismo, la OMS indicó recomendaciones sobre el traspaso de información:

- Asegurar que las organizaciones sanitarias implementen una herramienta estandarizada de comunicación. Elementos sugeridos: **técnica SBAR**, tiempo suficiente para el TI, suministro de información referente al estado del paciente, tratamiento o cualquier cambio dentro de su estado.
- Asegurarse que las organizaciones de atención sanitaria implementen sistemas que garanticen un buen traspaso de información al alta del paciente y en un cambio de nivel asistencial.
- Incorporar planes formativos referentes al proceso de comunicación.
- Fomentar la comunicación entre las distintas organizaciones que prestan servicio al paciente.

FIGURA 2

Ejemplo de Comunicación durante el traspaso de pacientes

Fuente: http://www.who.int/patientsafety/solutions/patientsafety/PatientSolutionsSPANISH.pdf

Norma	Implementar un enfoque estandarizado para la comunicación entre el personal en el momento del traspaso, los cambios de turno y entre distintas unidades de atención al paciente en el transcurso de la transferencia de un paciente.
Prestador	Asegurarse de que el prestador de atención responsable tenga información actualizada respecto al estado del paciente, sus medicamentos, sus planes de tratamiento, sus directivas anticipadas y cualquier cambio relevante en su estado.
Paciente	• Hacer participar a los pacientes y a sus familias en las decisiones sobre su atención, al nivel de participación que ellos escojan. • Proporcionar información a los pacientes sobre sus problemas médicos y su plan de tratamiento en una forma que les resulte comprensible.
Comunicación en el momento del traspaso, de un turno a otro y de una unidad a otra.	• Utilizar un enfoque estandarizado para minimizar la confusión. • Asignar el tiempo suficiente para que el personal formule y responda preguntas. • Incorporar los pasos de repetición y relectura como parte del proceso de traspaso. • Limitar el intercambio a la información que sea necesaria para prestar una atención segura al paciente.
Comunicación en el momento del **traspaso,** al alta.	Proporcionar al paciente y al siguiente prestador de atención la información al alta sobre diagnósticos, planes de tratamiento, medicamentos y resultados de pruebas.

Este ejemplo no es forzosamente adecuado para todos los entornos de atención sanitaria.

En la Guía de Práctica clínica sobre seguridad del paciente del año 2012 se publicó esta tabla donde hace referencia al grado de recomendación para asegurar la transferencia de información.

TABLA 1

Grado de recomendación para asegurar la transferencia de comunicación

Fuente: http://www.who.int/patientsafety/solutions/patientsafety/PatientSolutionsSPANISH.pdf

Grado de recomendación	
Fuerte	La transferencia debe realizarse de manera estructurada y sistematizada, a la cabecera del paciente, favoreciendo la verificación por él mismo de los datos e informaciones aportadas. (Evidencia muy baja).
Fuerte	En caso de pacientes con alteraciones neurológicas, limitaciones cognitivas, o pediátricas, la transferencia debería realizarse en presencia de un familiar/allegado. (Evidencia muy baja).
Fuerte	La transferencia debe realizarse en un área de críticos o muy próximo a ésta, en el que existan recursos que aseguren la vigilancia del paciente y la atención emergente en caso de deterioro del estado del paciente. (Evidencia muy baja).
Fuerte	La transferencia debe realizarse en un lugar en el que se pueda preservar la intimidad del paciente y la confidencialidad de la información aportada, lejos del paso de otros profesionales ajenos a la asistencia, libre de ruidos y/o interrupciones que dificulten la comunicación. (Evidencia muy baja).
Fuerte	El lenguaje utilizado debe ser claro y normalizado, aclarando aquellos términos que puedan resultar ambiguos. No es apropiado utilizar expresiones coloquiales ni incluir interpretaciones personales de la situación clínica del paciente. (Evidencia muy baja).
Fuerte	La información transferida debe ser precisa y pertinente, obviando detalles innecesarios que prolonguen el proceso y desvíen la atención de la información relevante. El modelo ISOBAR es el que mejor se adapta al ámbito de las Urgencias-Emergencias. (Evidencia muy baja).
Fuerte	La transmisión de la información de forma verbal cara a cara enriquece la comunicación, y el registro documentado de la asistencia prestada (soporte papel o informatizado) supone la herramienta para verificar y ampliar la información transmitida. Si el registro es manuscrito debe ser legible y no se recomienda utilizar abreviaturas. (Evidencia muy baja).
Fuerte	El tiempo empleado en la transferencia debe ser suficiente e incluir la posibilidad de formular preguntas y contestarlas. Se aconseja aplicar técnicas de feed-back y read-back para garantizar la exactitud de la información transmitida. (Evidencia muy baja).

Siguiendo estas recomendaciones, podemos establecer las siguientes conclusiones a la hora de realizar el traspaso de información:

- Debemos buscar un entorno lo más libre de ruido posible y sin interrupciones.
- Lo más próximo a la cabecera del paciente para poder identificar in situ elementos de interés y plantear dudas.

- Reservar el tiempo suficiente.
- Permitir feed-back y plantear dudas o consultas durante el traspaso.
- No interrumpir el pase de información salvo necesidad justificada.
- Confirmar que el mensaje ha sido recibido.
- Utilizar una herramienta sistemática donde checkear puntos importantes y verificar que no hemos olvidado nada.
- Usar de un lenguaje normalizado y claro.

TABLA 2

Recomendaciones para un TI de calidad

Fuente: elaboración propia.

Entorno libre de ruidos y sin interrupciones
Próximo a la cabecera del paciente
Reservar el tiempo suficiente
Permitir feed-back y plantear dudas
No interrumpir el TI, salvo excepciones justificadas
Confirmar que el mensaje ha sido recibido
Uso de herramienta para verificar que no hemos olvidado nada
Lenguaje normalizado y claro

4. HERRAMIENTAS PARA EL TRASPASO DE INFORMACIÓN

El objetivo del traspaso de información es la transferencia de toda la información necesaria del paciente, que asegure que se van a cumplir los objetivos terapéuticos. Por este motivo y para estandarizar el TI se creó un modelo de comunicación estructurada para eliminar los déficits de la comunicación:

4.1. SBAR (S- SITUACIÓN (SITUATION), B- ANTECEDENTES (BACKGROUND), A-EVALUACIÓN (ASESEMENT), R-RECOMENDACIONES (RECOMENDATION))

Es una herramienta procedente del sector industrial y de la aviación pero fue el equipo del Hospital Royal Parth quien modificó esta herramienta y propusieron la utilización de una variante: ISOBAR.

- **Identificación del paciente**: identificación de los profesionales responsables de la asistencia.

- **Situación**: motivo de la asistencia sanitaria, cambios en el estado del paciente, posibles complicaciones y aspectos a vigilar.
- **Observación**: signos vitales recientes, pruebas realizadas, evaluación del paciente.
- **Background:** o antecedentes clínicos relevantes. Riesgos y alergias.
- **Acordar un plan:** ¿qué hacer para normalizar la situación?, tratamiento, medidas terapéuticas, cuidados. ¿Qué queda pendiente?. Medicación, perfusiones, comprobaciones.
- **Read-back**: confirmar la eficacia de la comunicación y establecer responsabilidades ¿quién hace qué y cuándo?

TABLA 3

ISOBAR

Fuente: elaboración propia.

Identificación del paciente	Profesionales responsables de la asistencia
Situación	Motivo de la asistencia, cambios en estado del paciente, complicaciones y aspectos a vigilar.
Observación	Signos vitales recientes, pruebas diagnósticas.
Background	Antecedentes. Riesgos y alergias.
Acordar un plan	Tratamiento, plan de actuación. Trabajo pendiente: medicación, perfusiones, etc.
Read-back	Confirmar que se ha comprendido el mensaje.

4.2. I PASS THE BATON

Otra de las herramientas utilizadas es el "paso de testigo", una variación de la ténica ISOBAR que especifica aún más cada uno de los pasos que debemos seguir para realizar un buen traspaso de información (Tabla 4).

4.3. MÉTODO IDEA'S

Es un método estandarizado para la transmisión de información mediante un check-list de cinco puntos (Tabla 5):

- I → **Identificación** del paciente: Nombre, ubicación y datos básicos. Profesional responsable.
- D → **Diagnóstico**. Definición clara y codificada del problema. Incluir también antecedentes.

- E → **Estado**. Funciones vitales y alteraciones.
- A → **Actuaciones**. Medidas terapéuticas. Plan a seguir.
- S → **Signos y síntomas de alarma**. Indicado para pacientes graves para hacer hincapié en aquellos puntos donde se requiere una atención especial.

TABLA 4

I pass the baton

Fuente: elaboración propia.

I	**Introducción**	**Presentarte con tu nombre y estamento (al compañero y al paciente)**
P	Paciente	Nombre, edad, sexo, ubicacion.
A	Evaluación	Signos vitales, diagnóstico, síntomas.
S	Situación	Situación actual, cambios recientes, respuesta a tratamiento.
S	Incidentes/ preocupaciones seguridad	Factores sociales, resultados de laboratorio, alergias, alertas (caídas, aislamientos).
B	Antecedentes	Historia médica, episodios previos, problemas con medicación.
U	Acciones	Acciones a realizar.
T	Priorizaciones	Nivel de urgencias y priorización de acciones.
O	Responsable	Responsable del paciente, tratamiento, etc.
N	Plan de actuación	¿Cuál es el plan de actuación? ¿con qué nos vamos a anticipar?

4.4. OTRAS HERRAMIENTAS DE INTERÉS

- **Sesiones informativas (Briefings/Debriefings):** son reuniones de equipo cortas donde se establecen expectativas y se previenen errores. Los briefing están más orientados a identificar situaciones de riesgo mientras que los debriefings son reuniones de equipo diseñadas para poder intercambiar información tras la actuación de un equipo, revisando lo que se ha realizado y analizando la actuación.
- **Reuniones de equipo (Team Huddles):** son reuniones cortas donde cada miembro señala un objetivo prioritario de su actividad.

TABLA 5

Método Idea's

Fuente: www.medicinaintensiva.com

Identificación	• Nombre y apellidos. • Sexo. • Edad. • Localización • Nacionalidad. • Idioma. • Raza. • Religión.	• Estilo de vida, hábitos tóxicos... • Profesional responsable y/o de referencia.
Diagnóstico	• Actual. • Enfermedades crónicas, intervenciones quirúrgicas, accidentes...	
Estado	**Función respiratoria**	Frecuencia y patrón respiratorio, ventilación mecánica, oxigenoterapia, cianosis, expectoración...
	Función hemodinámica	Frecuencia cardiaca, ritmo, tensión arteria, presión venosa central, relleno capilar, pulsos, edemas...
Estado	**Función neurológica**	Nivel de conciencia, orientación, estado mental, focalidad neurológica, movilidad, sensibilidad, reflejos...
	Función renal-metabólica	Diuresis, continencia, pH, alteraciones electrolíticas.
	Función digestiva-endocrina	Nutrición, dieta, peso, glucemia...
	Función locomotora-piel	Motricidad, autonomía, lesiones, heridas (tipo, localización...).
	Función inmunológica-hematológica	Signos de infección, anemia, coagulopatía...
	Dolor	Nivel, tipo, duración, localización...
Actuaciones	• Soporte respiratorio. • Fármacos. • Vías. • Sondas • Técnicas e instrumental. • Pruebas diagnósticas. • Cuidados.	Oxigenoterapia, modo ventilatorio... Perfusiones, interacciones... Accesos venosos, arteriales... Digestivo, urológico... Hemofiltración, diálisis, humidificadores... Analítica, cultivos, radiografías... Cambios posturales, curas, drenajes...
Signos y Síntomas de alarma		**Alergias...**

5. CONCLUSIONES

Para finalizar reseñar que el TI es una tarea presente cada día en nuestra actividad asistencial y a la vez muy compleja porque entraña un alto riesgo. La estructuración del proceso mediante herramientas o técnicas es útil para disminuir el riesgo asociado al proceso de comunicación. La formación y la implicación de los profesionales y de las instituciones son fundamentales para que un traspaso de información eficaz sea posible.

6. BIBLIOGRAFÍA

- ANDREWS, C.; MILLAR, S. "Don't fumble the handoff". *MAG Mutual Healthcare Risk Manager*. 2005, vol. 11, nº 28, p. 1-2.
- España. Ministerio de Sanidad, Servicios Sociales e Igualdad. *Estrategia de Seguridad del Paciente del Sistema Nacional de Salud: Período 2015-2020 [en línea]*. Madrid: Ministerio de Sanidad, Servicios Sociales e Igualdad, Centro de publicaciones, 2016. [Consulta 1-9-2017]. Disponible en: https://www.seguridaddelpaciente.es/resources/documentos/2015/Estrategia%20Seguridad%20del%20Paciente%202015-2020.pdf
- España. Ministerio de Sanidad, Servicios Sociales e Igualdad. *Incidentes y eventos adversos en medicina intensiva. Seguridad y riesgo en el enfermo crítico*. SYREC 2007 Informe. Mayo 2009 [en línea]. Madrid: Ministerio de Sanidad, Política Social e Igualdad Secretaría General Técnica Centro de Publicaciones, 2010. [Consulta 12-1-2017]. Disponible en: https://www.seguridaddelpaciente.es/resources/documentos/syrec.pdf
- Institute for Healthcare Improvement. SBAR technique for communication: a situational briefing model. Cambridge: Institute for Healthcare Improvement, 2017. [Consulta 1-9-2017]. Disponible en: http://www.ihi.org/resources/Pages/Tools/SBARTechniqueforCommunicationASituationalBriefingModel.aspx
- JCAHO [Joint Commission on Accreditation of Healthcare Organizations]. *Root causes of sentinel events, all categories*. Oakbrook, IL: Joint Commission, 2006.
- The Joint Commission. Soluciones para la seguridad del paciente. Comunicación durante el traspaso de pacientes 2007. [Consulta 12-1-2017]. Disponible en: https://www.jointcommissioninternational.org/assets/3/7/PatientSolutionsSpanish.pdf
- The Joint Commission; et al. Annual Report on Quality and Safety. Improving America's Hospitals. 2015. [Consulta 12-12018]. Disponible en: https://www.jointcommission.org/assets/1/18/TJC_Annual_Report_2015_EMBARGOED_11_9_15.pdf

Notas